LE LIVRE DE CUISINE FACILE AU CURRY DE THE HOPPER MAN

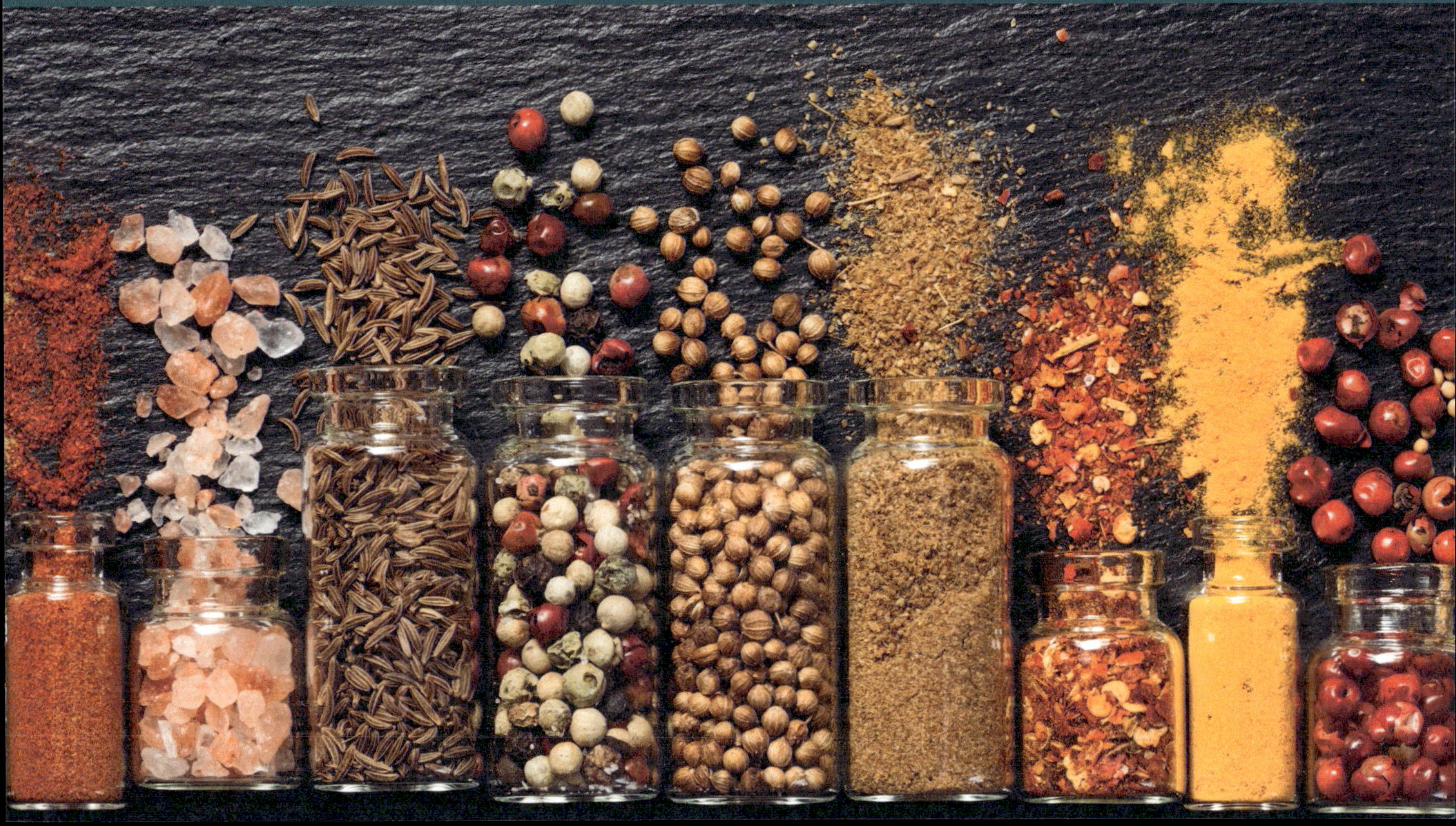

LE LIVRE DE CUISINE FACILE AU CURRY DE THE HOPPER MAN

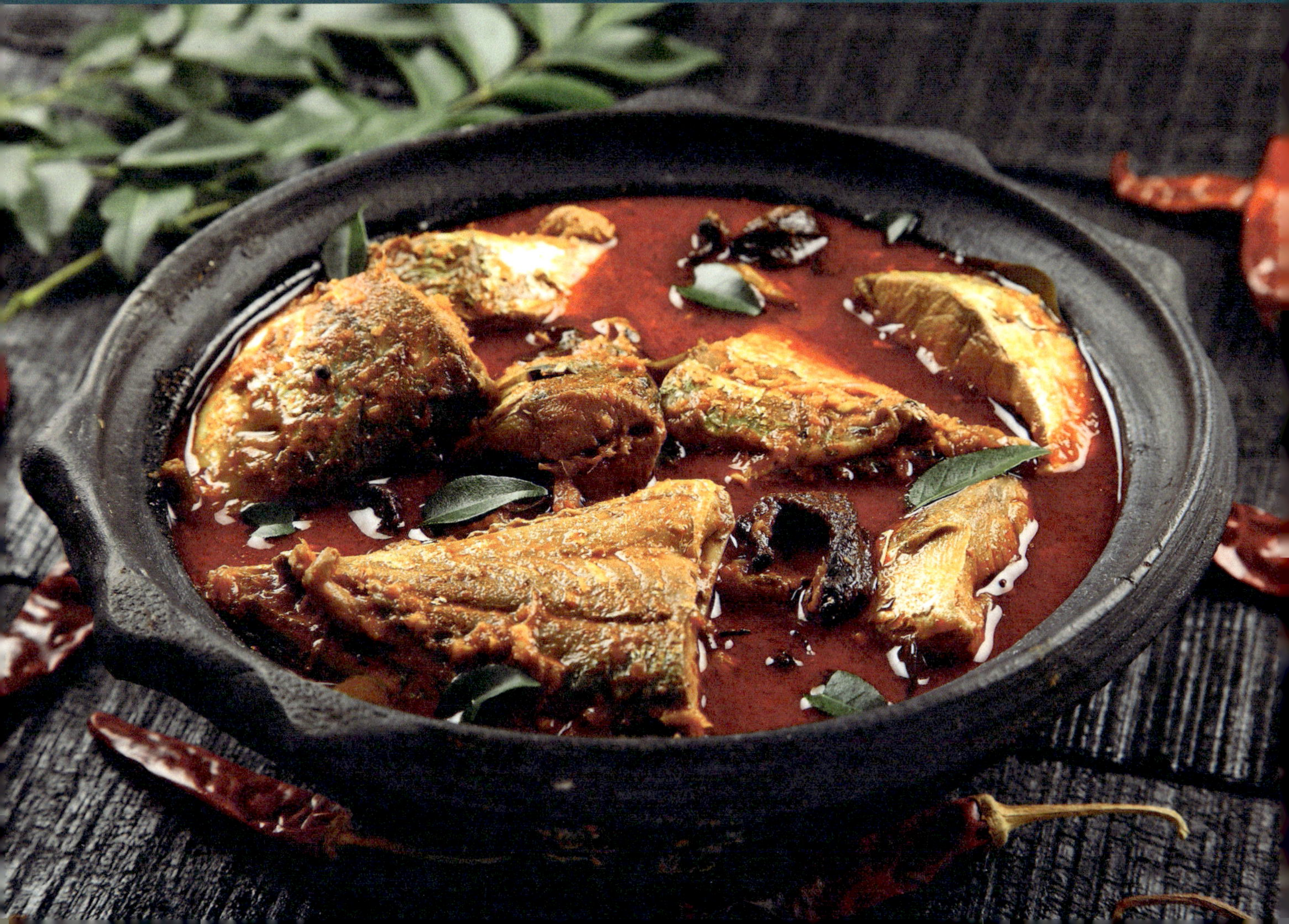

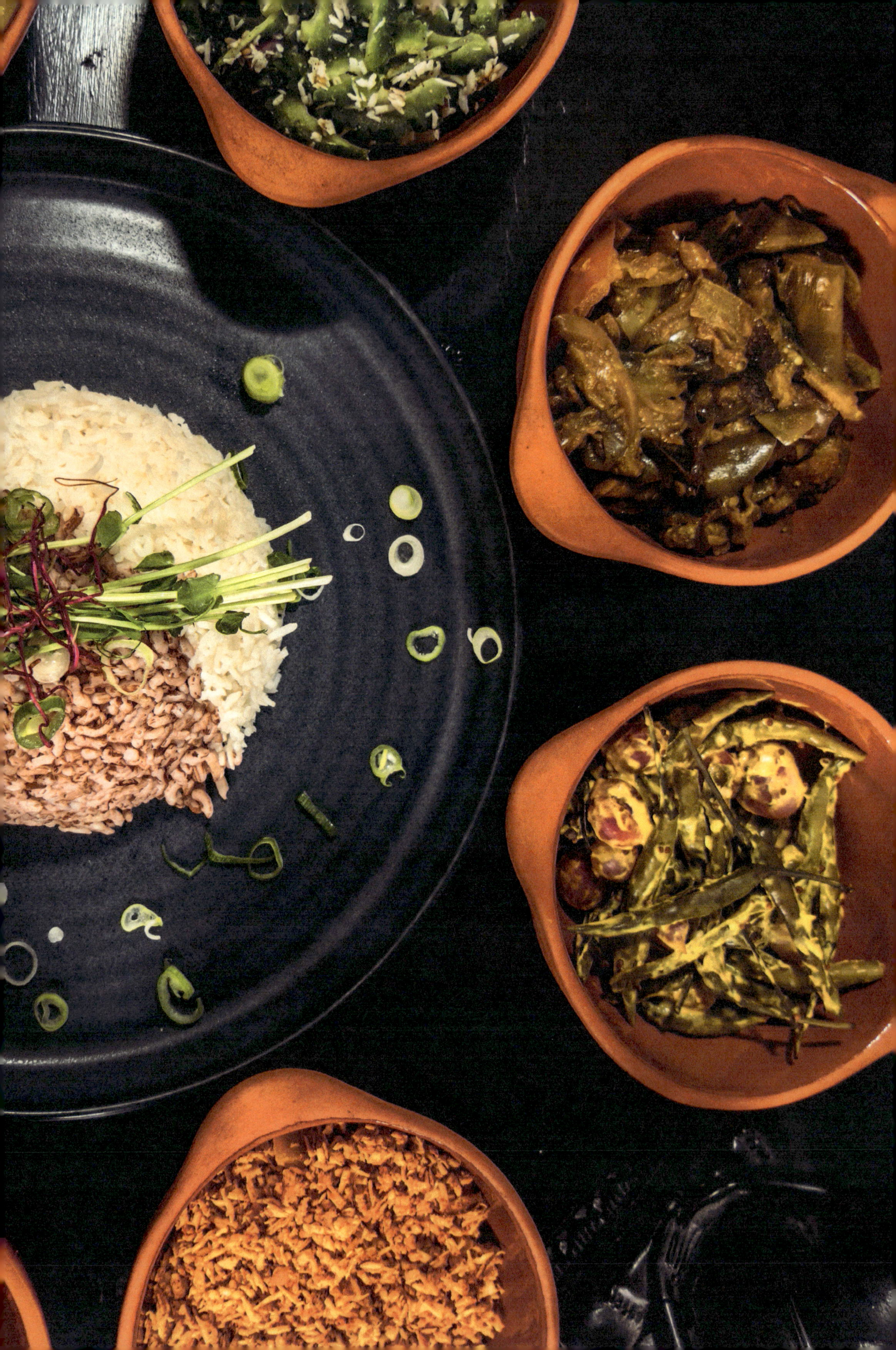

Remerciements

C'est avec une certaine fierté que j'ai produit le livre de recettes Easy Curry de The Hopper Man. Cela réalise le rêve de toute une vie de partager mes recettes de curry préférées avec ceux qui partagent un goût similaire pour les épices exotiques et les saveurs pour de bons plats au curry.

Né au Sri Lanka (Ceylan) de parents bourgeois hollandais mais vivant la majeure partie de ma vie en Australie, mon introduction à la variété spectaculaire de currys a été lente. Mais grâce à l'amour de mon père pour tout ce qui est ceylanais, ses habitants sympathiques, sa campagne exotique, sa faune parfois mortelle et ses plats épicés étaient tous très réels pour moi dès mon plus jeune âge.

En tant que traiteur et cuisinier depuis de nombreuses années, sous le surnom de « The Hopper Man », j'ai développé un amour non seulement pour les currys, mais aussi pour les nombreux accompagnements variés qui sont si uniques et spéciaux. Évidemment, pour ceux qui connaissent les « trémies » avec leur délicieux arôme de riz fermenté et de lait de coco, c'est ma spécialité et ma passion, et si vous ne le savez pas, eh bien, c'est juste une autre raison de lire et d'apprécier ce livre de cuisine.

Bien que mon livre de recettes Easy Curry se concentre sur les currys et accompagnements sri lankais avec lesquels j'ai grandi et que j'ai adoré, il s'agit également nécessairement d'un livre sans gluten et adapté aux coeliaques. Ma femme australienne depuis quarante ans, qui a également appris à aimer les currys et m'a encouragé à produire ce livre de cuisine, souffre d'une intolérance au gluten et vit avec sans se plaindre ni protester.

Je lui dédie ainsi qu'à vous, le lecteur, le livre de recettes Easy Curry de The Hopper Man.

Bon appétit à tous !

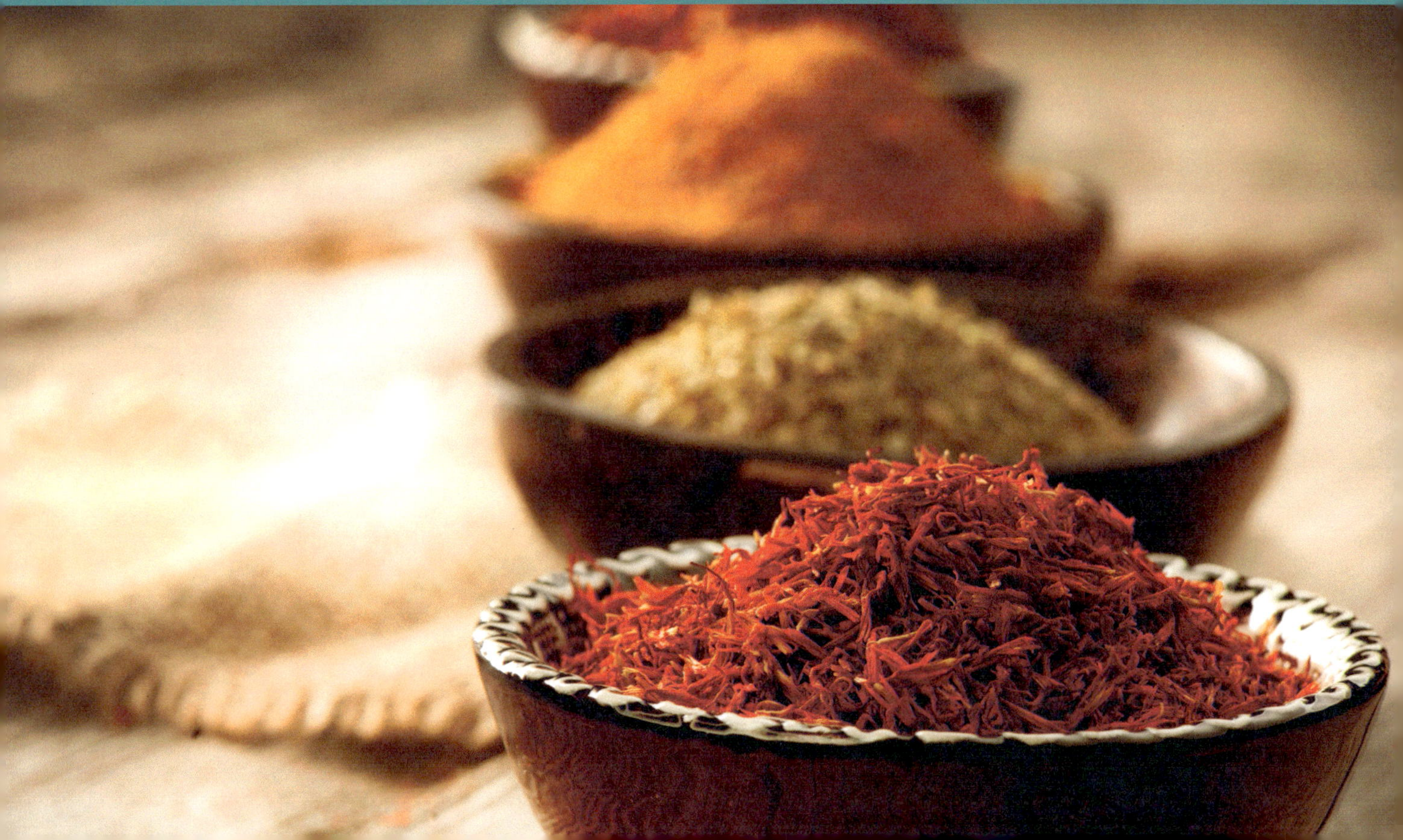

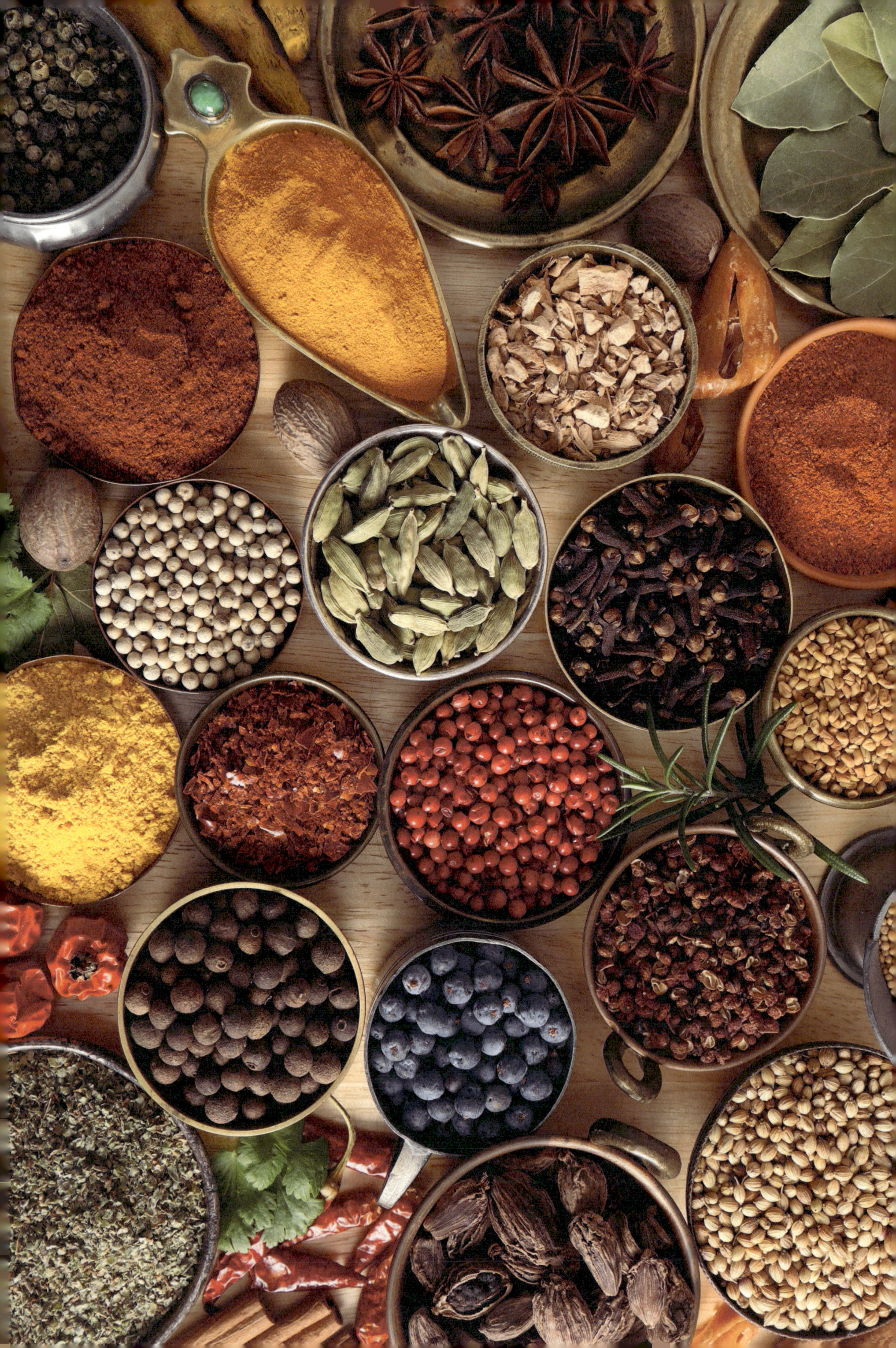

Table des matières

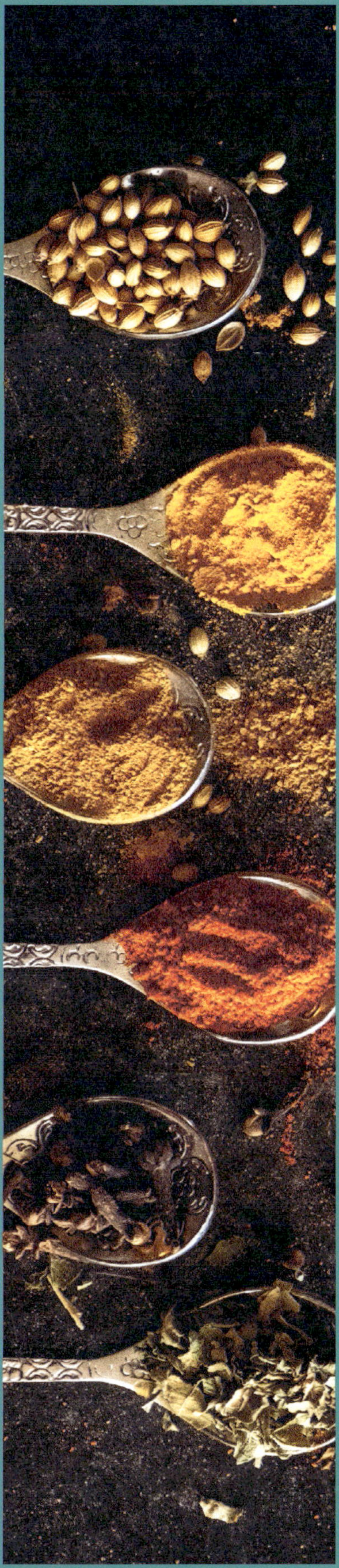

Currys et leur présentation

À la maison, les plats au curry sont toujours servis avec du riz, des trémies ou du pain plat, constituant la partie centrale et substantielle du repas. Proportionnellement, le riz ou d'autres garnitures constituent généralement l'élément principal du repas, avec les currys et les accompagnements servis autour.

La pratique australienne standard d'un repas composé principalement d'un curry de viande ou de volaille avec une petite portion de riz, etc., conduit généralement à une expérience inconfortable après le dîner, car il n'y a pas suffisamment de riz pour tempérer la chaleur du piment et les épices. Après tout, c'est la subtile combinaison d'épices et de goûts qui rend le repas mémorable, et non l'indigestion par la suite.

Traditionnellement, les doigts étaient utilisés pour ramasser le riz, les trémies ou les morceaux de pain plat déchirés, et le curry était mangé à la main, mais de nos jours, une cuillère et une fourchette sont l'option la plus conventionnelle. Le roti, ou sa variante légèrement plus fine, le Chapatis, fabriqué à partir de farine complète sans levain, est le pain plat habituel de choix au Sri Lanka et a été introduit par le peuple tamoul du sud de l'Inde qui a émigré à travers le détroit de Palk depuis l'Inde.

Comme il s'agit d'un livre de recettes sans gluten, j'ai inclus une recette de Roti convertie, qui reflète la saveur et la souplesse de l'original.

Dans tous les cas, ma préférence va aux trémies pour leur rôle universel à la fois d'excellent accompagnement à base de farine de riz et d'ajout de base à tout repas au curry.

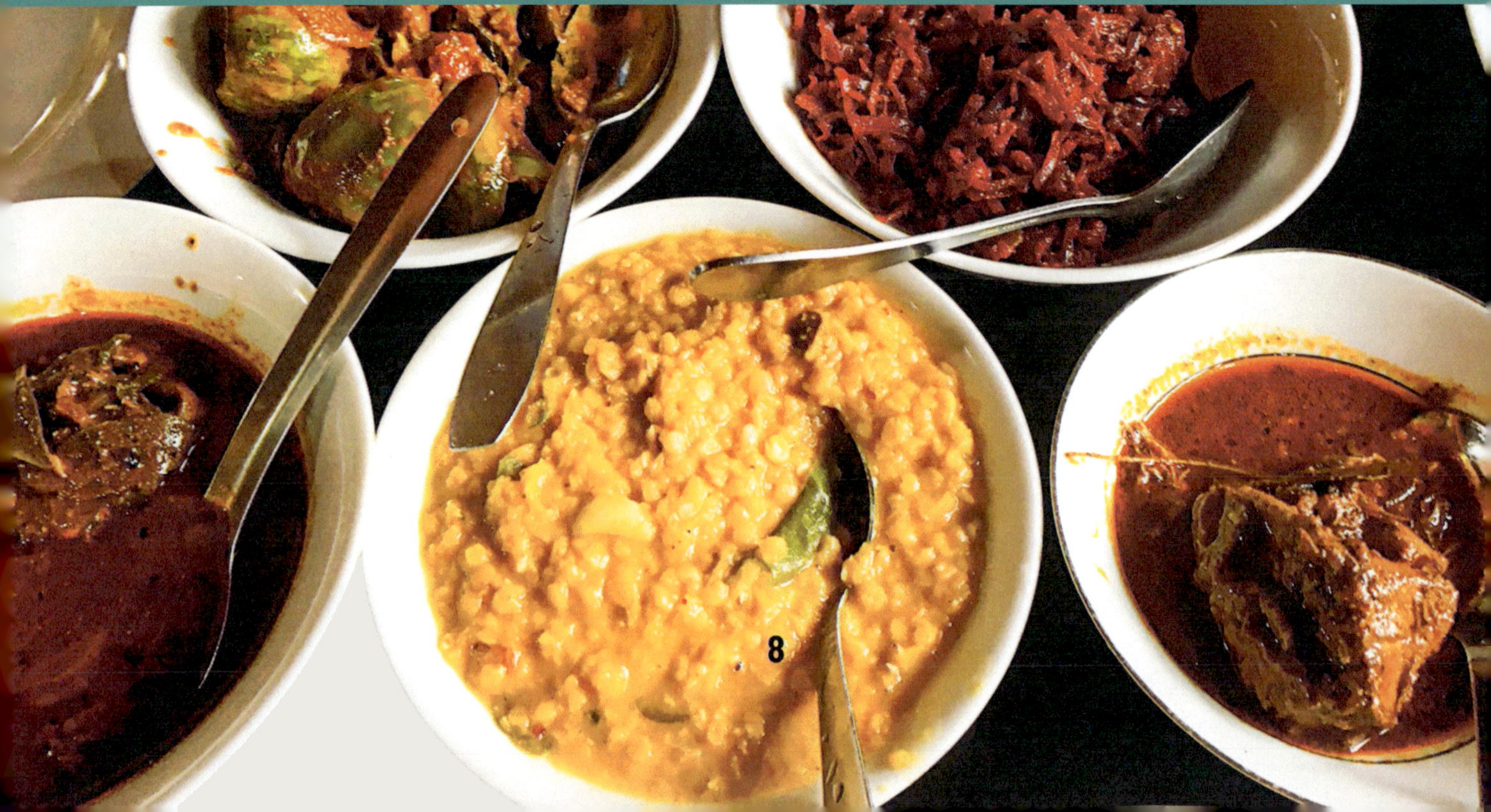

J'ai constaté qu'au moment de servir des currys et leurs accompagnements, les convives devraient avoir un certain degré d'éducation sur la façon de les manger, ainsi que sur la taille des portions, leurs goûts personnels et leur degré de piquant.

Mes amis et connaissances ont tous raconté des histoires d'horreur où le manque de compétences linguistiques et de connaissances de base sur le curry a conduit à l'équivalent digestif de manger du feu liquide.

En tant que cuisinier de curry, vous prenez sur vous de préparer un repas qui nourrit à la fois l'esprit et le corps. La couleur, le goût, l'arôme et la chaleur doivent tous se combiner pour faire ressortir le meilleur de chacun afin d'améliorer l'expérience culinaire.

Cela dit, je sers généralement mes repas sous forme de buffet et j'inclus des plats avec peu ou pas de piment pour les convives dont le palais n'est pas aussi instruit ou tolérant la chaleur que les autres. Et en tant que bons hôtes, nous devrions toujours privilégier le goût plutôt que le piquant.

Quant aux boissons à accompagner d'un repas au curry, l'eau froide est la préférée de tous, y compris l'eau gazeuse, la bière glacée ou un vin blanc léger et fruité, je dois avouer qu'en tant qu'amateur de vin rouge, j'en prendrai un verre ou deux de mes vins rouges préférés lors d'un repas au curry.

Les accompagnements, tels que le chutney de mangue, le sambol à la noix de coco (un sambol piquant et piquant) ou même les pappadams (une galette de lentilles, de pois chiches ou de farine d'urad frits), sont des ajouts populaires et élargissent encore les options pour ajouter du goût et de la complexité à l'expérience culinaire.

Toutes les recettes servent quatre personnes.

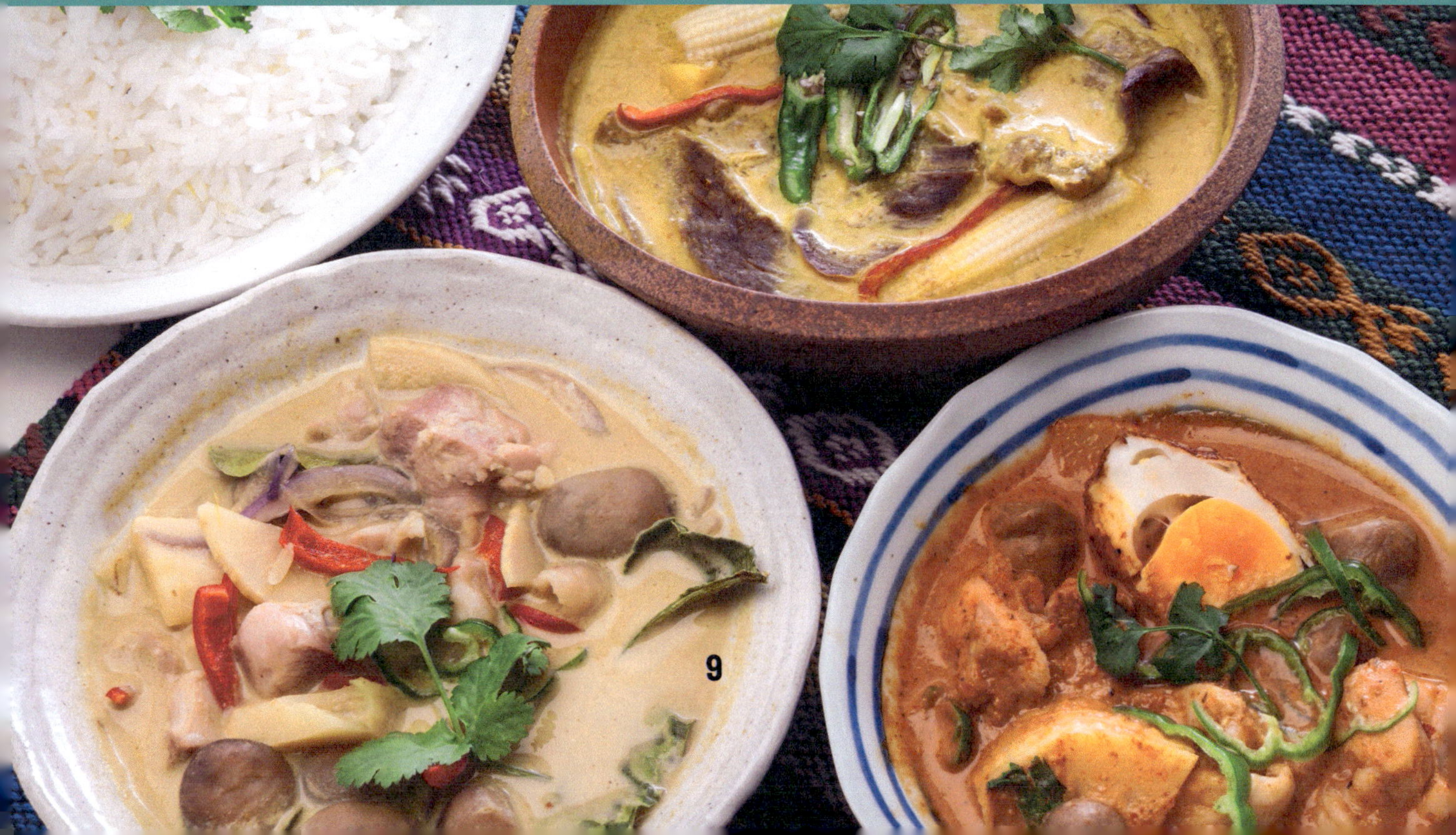

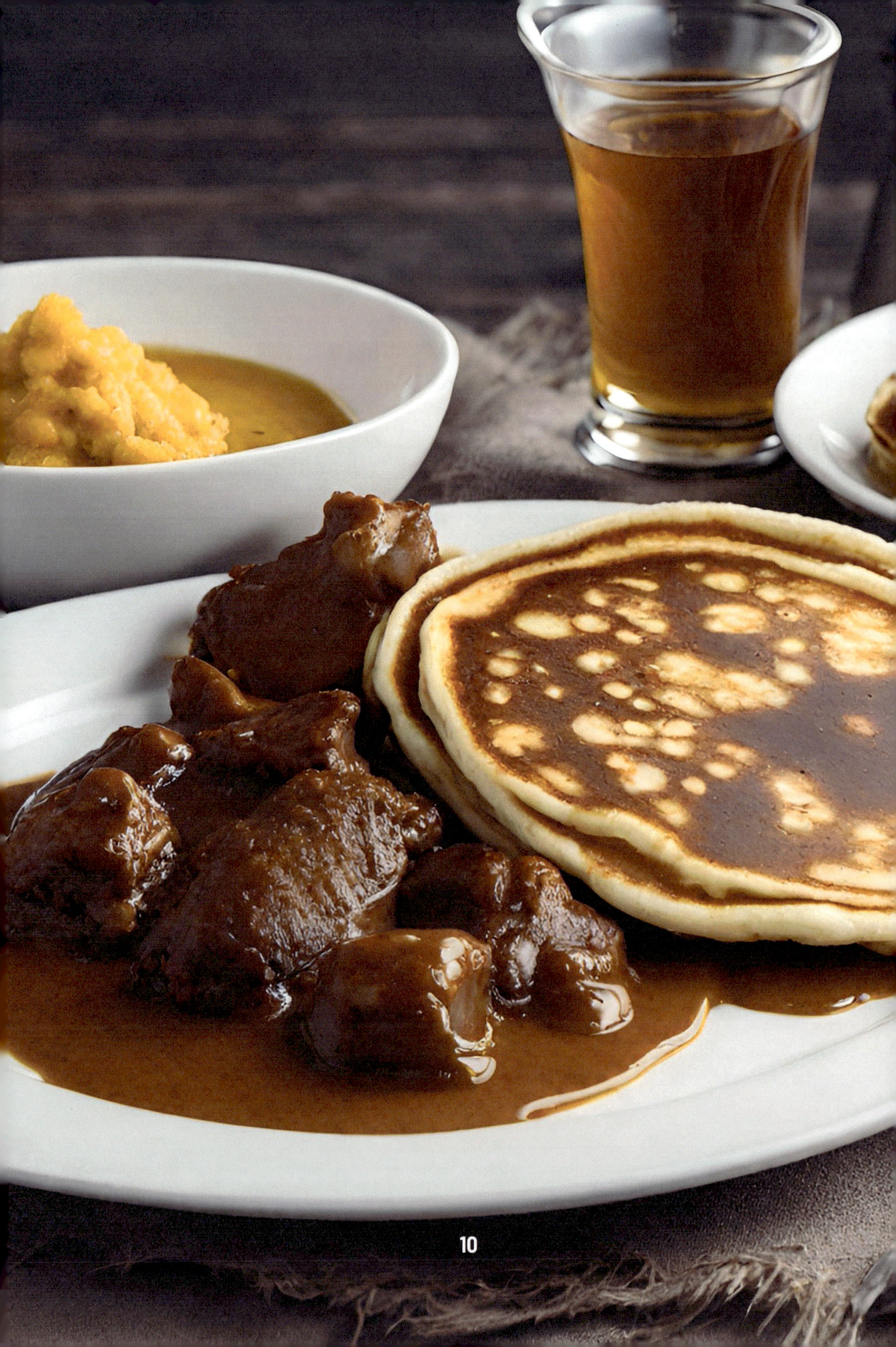

Un favori de la famille

L'avantage du curry n'est pas seulement la cuisine et la consommation, mais aussi l'aspect social. Ma famille et mes amis adorent notre version du « petit-déjeuner canadien », une coutume empruntée à mes parents d'outre-mer il y a de nombreuses années. Nos amis ont régulièrement souligné les nombreux souvenirs partagés avec des proches réunis et perdus au fil des années.

Ce petit-déjeuner n'est pas un plat signature particulier mais un repas partagé le plus souvent préparé par ma famille pendant les fêtes de Noël. Ma combinaison préférée de tous les temps est un curry d'agneau Vindaloo chaud, avec de grosses crêpes moelleuses et du sirop d'érable, du bacon frit croustillant et peut-être du jambon si vous n'en avez pas encore marre - avec un chutney épicé à la mangue et au gingembre, et peut-être un garniture piquante de sambol à la noix de coco. Les saveurs piquantes, sucrées et acidulées se combinent pour créer un plat mémorable, généralement servi sous forme de « brunch », petit-déjeuner et déjeuner combinés.

La période des fêtes voit généralement des groupes d'amis et de famille qui, pour les meilleures raisons, souhaitent passer du temps en compagnie les uns des autres, manger, réfléchir et se souvenir. J'ai écrit ce livre de cuisine pour unir les gens et j'espère que les repas qu'il contient feront de même pour vous.

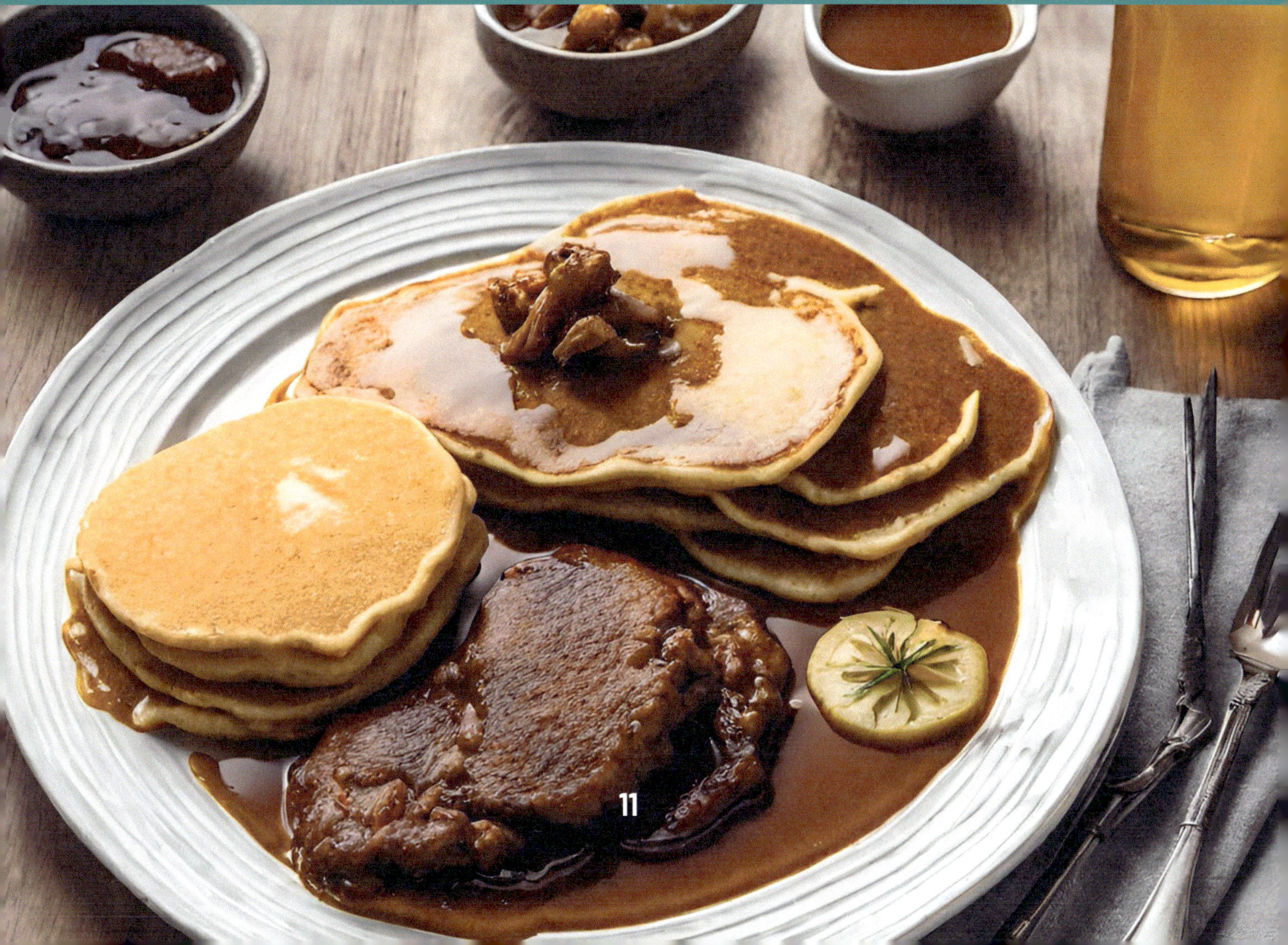

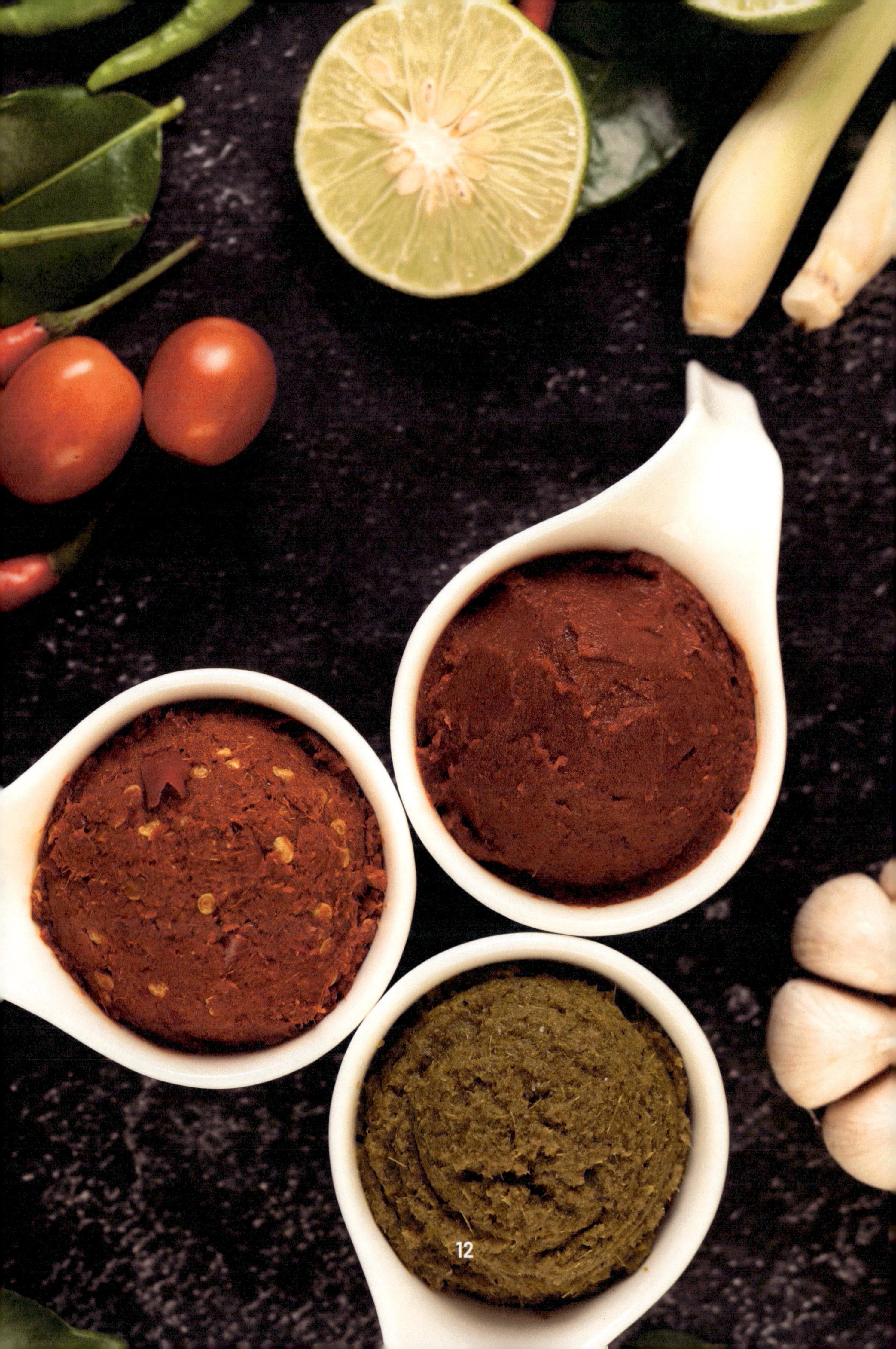

Pâte de curry sri lankaise de base

(DOUCE)

Dans toute ma cuisine, je commence avec une pâte de curry de base, qui est pré-préparée et conservée au congélateur ou au réfrigérateur pour la prochaine fois que j'en ai besoin. Les petites quantités généralement utilisées dans cette pâte permettent un achat et une utilisation économiques. Mais de cette façon, la fraîcheur est très bien préservée et constitue pour le cuisinier à la maison une excellente entrée à laquelle vous pouvez ajouter d'autres herbes fraîches et épices selon vos propres goûts.

¼ tasse d'huile d'olive pressée à froid ¼ tasse de graines de coriandre
1 tasse de piments rouges séchés
3 feuilles de combava - râpées
2 cuillères à soupe de graines de cumin
1 cuillère à soupe de grains de poivre mélangés
5 cuillères à café d'ail – haché
3 cuillères à café de gingembre – râpé
3 cuillères à café de sel
2 cuillères à café de curcuma moulu
2 cuillères à café de graines de fenouil ou de fenugrec
1 cuillère à café de clous de girofle entiers
1 cuillère à café de gousses de cardamome - légèrement meurtries
3 brins de feuilles de curry frais
1 bâton de cannelle enfin, ajoutez ½ tasse d'eau bouillie et de vinaigre à parts égales

Mélangez tous les ingrédients dans un mixeur jusqu'à obtenir une pâte lisse. Ajoutez un peu d'eau bouillante si la pâte est trop sèche. Laissez le mélange refroidir légèrement et placez-le dans un récipient en verre à vis au réfrigérateur. J'utilise une tasse de mélange pour 1,5 kg (3,3 lb) de viande ou de poulet coupé en gros dés comme base, puis j'ajoute des ingrédients frais au mélange pour améliorer encore son goût.

CONSEIL PRATIQUE : Les pâtes de curry madras ou vindaloo achetées en magasin conviennent généralement comme base sur laquelle s'appuyer si vous n'avez pas le temps. Mais magasinez ; toutes les pâtes de curry ne sont pas égales et certaines contiennent des niveaux variables de gluten.

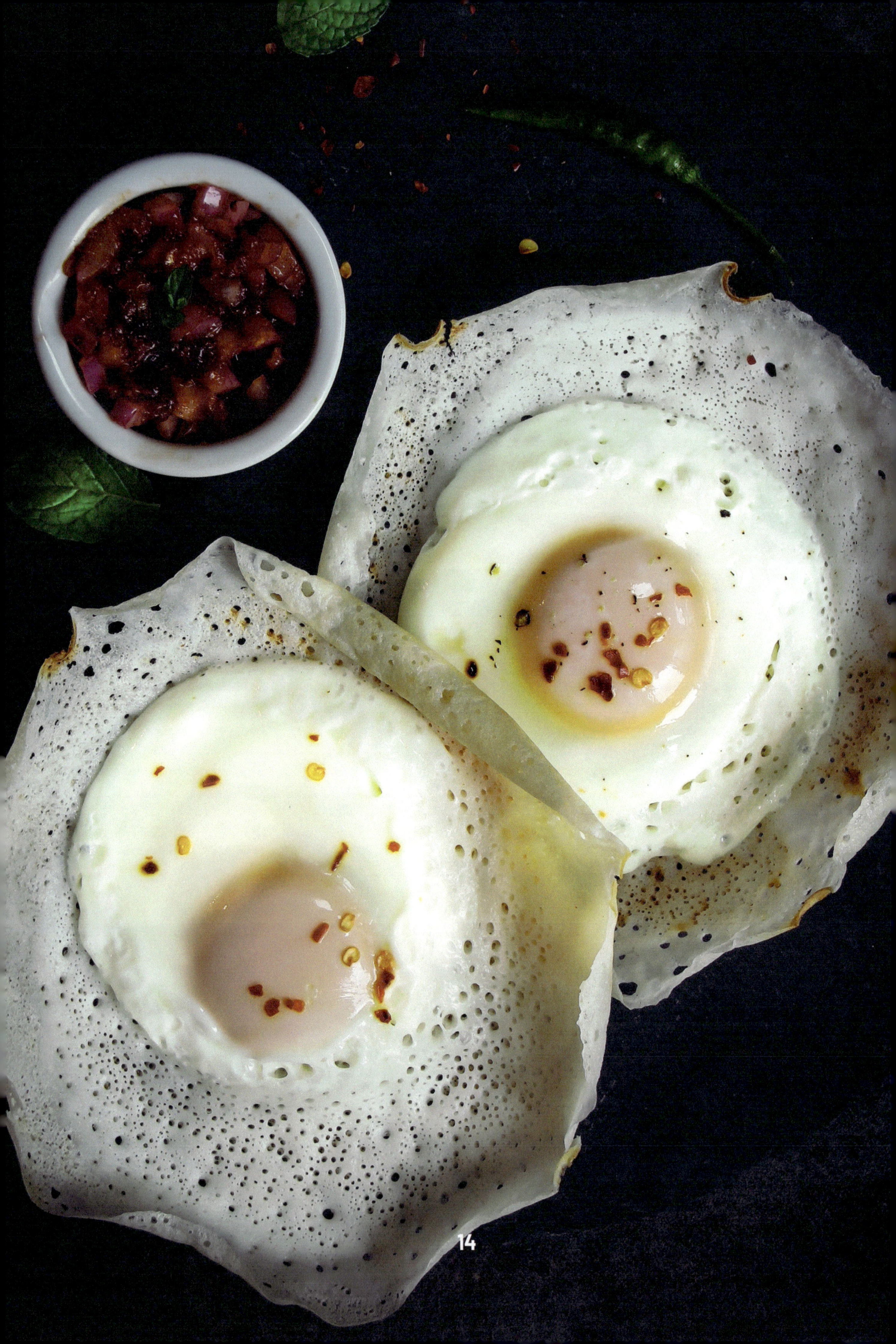

Mélange de base pour trémie de farine de riz

Le mélange en trémie standard, utilisant comme base de la farine de riz ou une farine similaire sans gluten, est facile à préparer mais doit être préparé un jour à l'avance pour permettre au mélange de fermenter et de lever (minimum 12 heures), ce qui donne à la trémie son caractère distinctif. arôme.

500 g (3 ¼ tasses) de farine autolevante sans gluten
500 g (3 ¼ tasses) de farine de riz blanc
1 cuillère à soupe de levure chimique/soda
1 cuillère à soupe de sel

Mélangez tous les ingrédients ci-dessus dans un grand seau en plastique de qualité alimentaire avec un couvercle et réservez.

50 g (⅓ tasse) de levure sèche
200 g (1 tasse) de sucre glace

Dans un grand verre ou un pichet doseur en plastique résistant, mélangez la levure sèche et le sucre et versez une tasse d'eau juste bouillie. Bien mélanger et laisser refroidir cinq minutes. Remplissez la carafe avec de l'eau du robinet jusqu'à 1 litre. (4 ¼ tasse) niveau et versez tout le mélange dans le seau pré-préparé ci-dessus. Remuer avec une grande cuillère en bois jusqu'à ce que le mélange forme une pâte crémeuse. Ajoutez de l'eau si elle est trop ferme/sèche.

Conserver à l'intérieur dans un endroit chaud et sec pendant 12 à 15 heures (pas plus de 18 heures si possible) ou jusqu'à ce que vous ayez besoin de cuire les trémies. Le mélange va fermenter et lever légèrement en fonction de la farine utilisée et de la qualité/fraîcheur de la levure sèche. Après environ 12 heures, ajoutez deux boîtes (400 ml ou 14 fl oz) de crème de coco pure au mélange et remuez bien. Il est maintenant prêt à être utilisé.

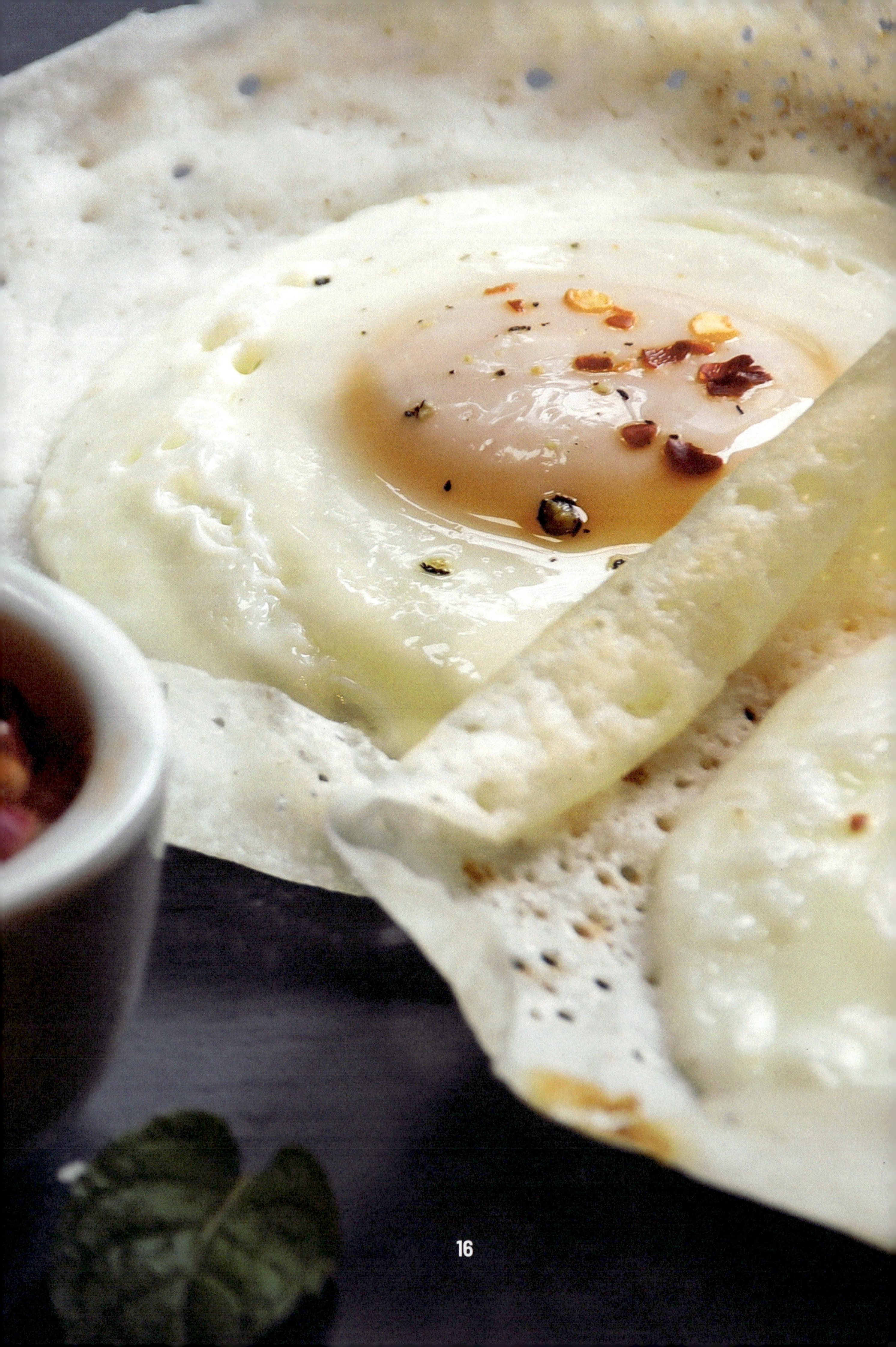

J'utilise une petite trémie avec un couvercle ajusté sur une cuisinière à gaz à flamme basse. Versez une cuillère du mélange dans une poêle chaude et faites-la tourner pour que la poêle soit recouverte du mélange. Remettez-le sur la cuisinière avec le couvercle et soulevez-le périodiquement pour évacuer l'excès d'humidité. Une fois la cuisson terminée, séparez-la de la poêle avec une fine louche plate et, pendant que la poêle est encore chaude, versez davantage de mélange et répétez.

CONSEIL PRATIQUE - VARIATION DE TRÉMIE À ŒUFS : Une variante populaire des trémies simples consiste à fabriquer des trémies à œufs, qui sont une version plus savoureuse des trémies normales et généralement préparées comme aliment pour le petit-déjeuner ou comme accompagnement d'un repas au curry à la place du riz. Après avoir recouvert la casserole avec le mélange de la trémie et l'avoir remise sur le feu, cassez un œuf au milieu du mélange dans la casserole et placez le couvercle sur le dessus. Soulevez le couvercle comme d'habitude pour libérer l'humidité jusqu'à ce qu'il soit cuit. L'ajout de sambol à la noix de coco ou de légumes râpés au mélange pendant la cuisson est également une inclusion populaire.

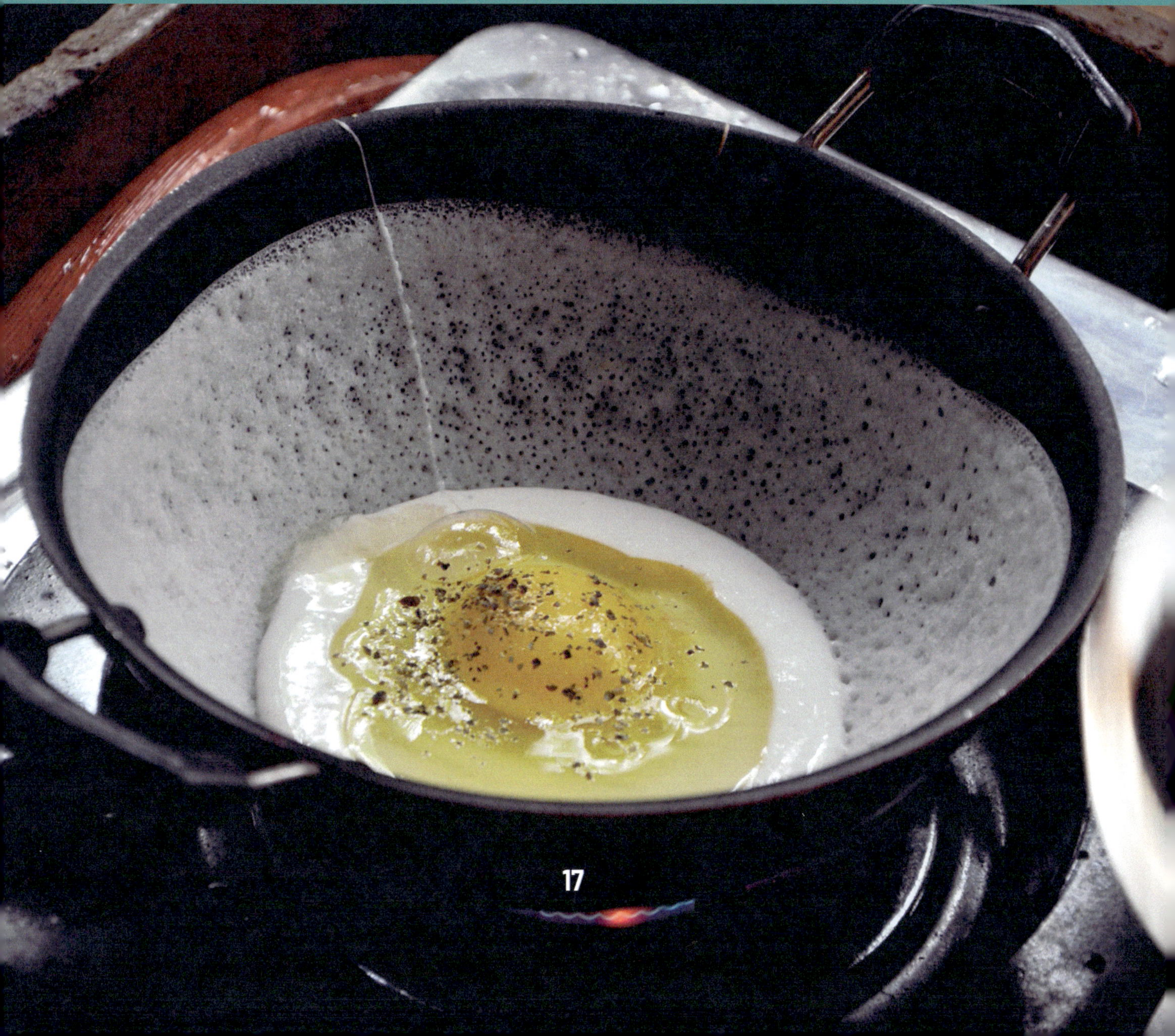

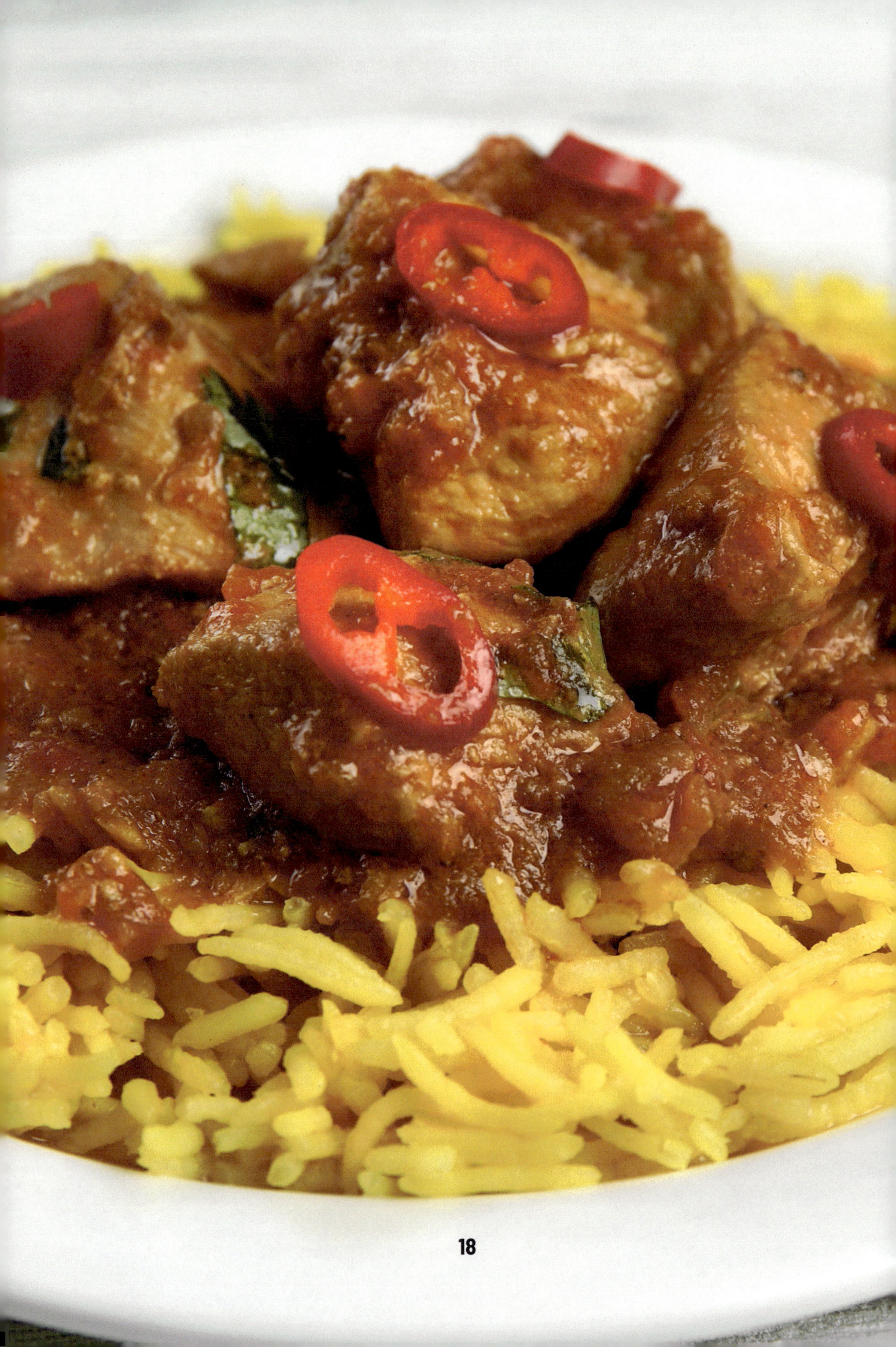

Riz jaune du Sri Lanka

Comme tout mangeur de curry sérieux l'apprécierait, tout est question de combinaison de saveurs qui font un bon repas. Ma recette de riz jaune du Sri Lanka offre une alternative riche et savoureuse au riz blanc bouilli nature et constitue le pilier de la plupart des plats au curry.

500 g (2 ¾ tasses) de riz à grains longs – Basmati ou similaire
4 tasses (32 fl oz) de lait de coco
2 oignons moyens – finement tranchés
2 brins de feuilles de curry
2 tiges de citronnelle
5 clous de girofle
10 grains de poivre noir
10 gousses de cardamome – légèrement meurtries
4 cuillères à soupe d'huile d'olive ou de ghee (beurre clarifié)
2 cuillères à café de curcuma
2 cuillères à café de sel, ou au goût

Lavez et égouttez le riz à grains longs et réservez-le. Faites chauffer l'huile d'olive dans une grande poêle ou une casserole, ajoutez l'oignon lorsqu'il est moyennement chaud et faites-le frire jusqu'à ce qu'il soit doré. Ajoutez ensuite les feuilles de curry, les tiges de citronnelle, le curcuma, le sel, les clous de girofle, les grains de poivre et les gousses de cardamome.

Faites frire doucement pendant deux minutes, puis ajoutez le riz et continuez à frire pendant encore deux minutes jusqu'à ce que le riz soit bien mélangé à tous les ingrédients. Ajoutez le lait de coco dans la casserole et laissez bouillir, puis réduisez le feu pour laisser mijoter et laissez cuire doucement le mélange pendant 20 à 25 minutes à couvert.

Lorsque le riz est parfaitement cuit, les épices ajoutées auront remonté à la surface. Retirez soigneusement cette couche, puis gonflez légèrement le riz avec une grande écumoire pour vous assurer que les clous de girofle, les grains de poivre et les gousses de cardamome sont retirés. Presser légèrement en forme de tasse pendant qu'il est encore chaud et servir.

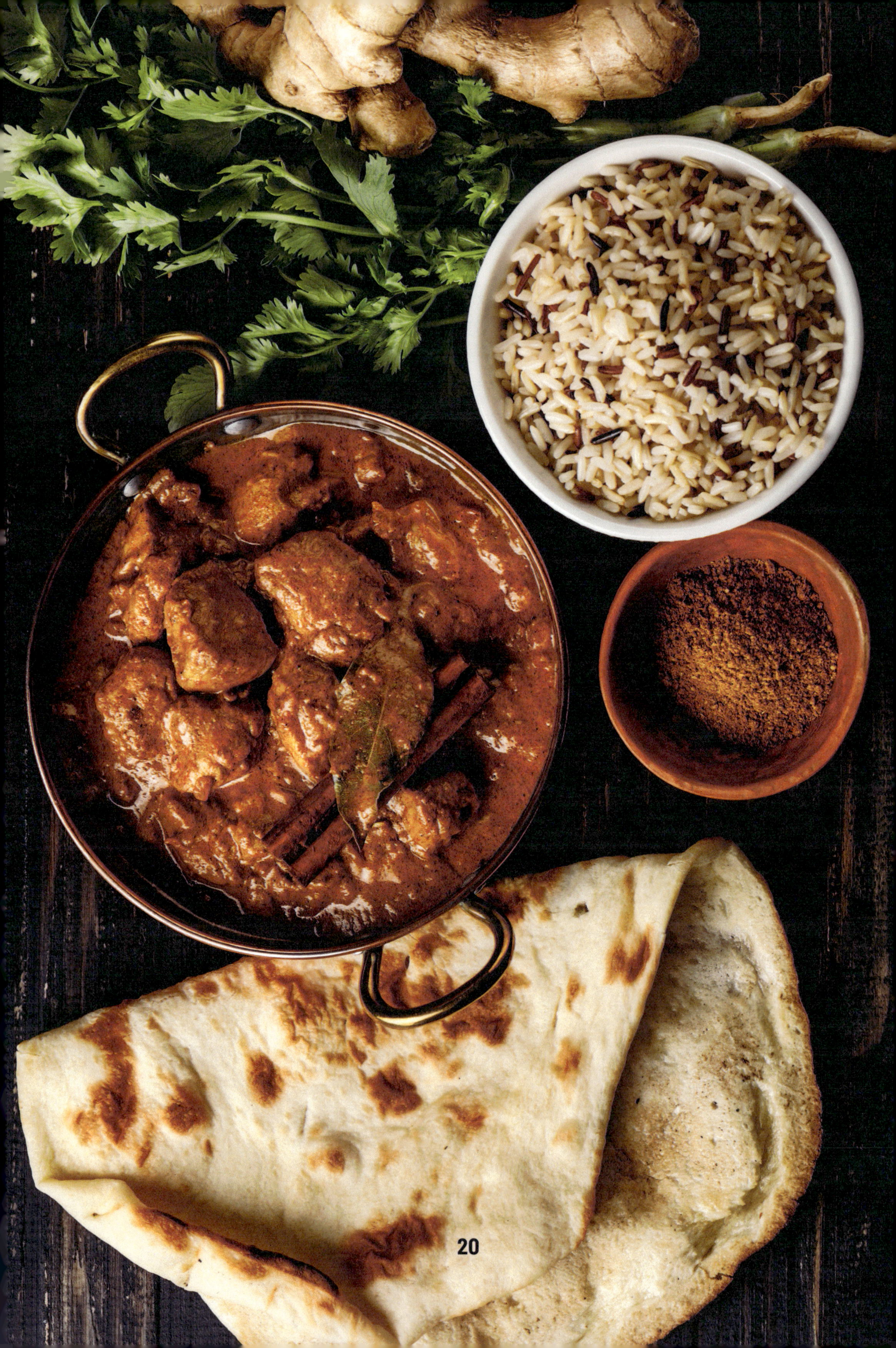

Curry de poulet Vindaloo

(CHAUD)

En utilisant la pâte de curry sri lankaise pré-préparée comme base, avec une tasse de pâte pour 1,5 kg (3 ⅓ lb) de morceaux de poulet mélangés ou de jolies cuisses, ajoutez les ingrédients frais suivants :

3 ou 4 tiges de citronnelle légèrement écrasées
1 gros oignon brun - finement haché
2 grosses tomates - hachées grossièrement
4-5 piments verts ou rouges, hachés finement
(le plus piquant sera le mieux, pour moi)
2 cuillères à soupe de poudre de piment fort
2 cuillères à soupe d'huile d'olive ou de ghee
1 cuillère à soupe d'ail - haché
1 cuillère à soupe de gingembre - râpé
2 cuillères à café de sel ½ cuillère à café de grains de poivre râpés Jus
d'un petit citron vert
2 tasses de lait de coco
3 feuilles de combava – moulues finement
3 brins de feuilles de curry

Dans une grande poêle, faire revenir les tiges de citronnelle écrasées, l'oignon, l'ail et le piment ensemble dans l'huile d'olive jusqu'à ce qu'ils soient légèrement dorés. Ajoutez les morceaux de poulet et continuez à les faire frire légèrement jusqu'à ce que les morceaux commencent tout juste à dorer.

Baissez le feu, ajoutez la pâte de curry srilankaise de base et tous les autres ingrédients et mélangez bien. Poursuivez la cuisson à feu doux à moyen pendant 30 minutes en retournant régulièrement les morceaux de poulet pour ne pas brûler la viande.

Lorsque la viande est cuite jusqu'aux os mais encore tendre, retirez du feu et servez avec du riz Basmati et des accompagnements.

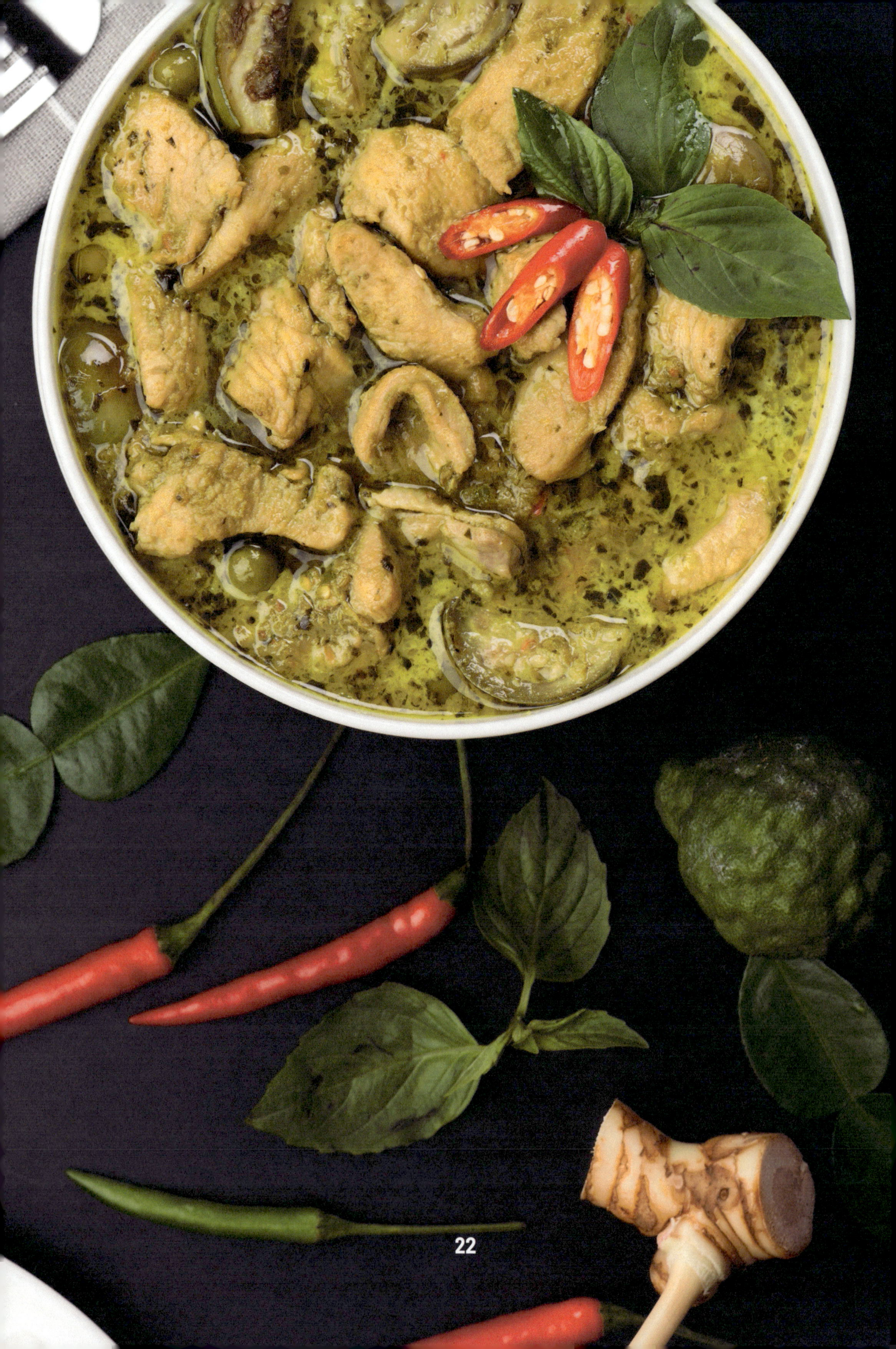

Curry de poulet et noix de coco

(MOYEN)

Un repas de base pour toute occasion, ce curry a une belle profondeur de saveur pour ceux qui n'aiment pas leurs currys trop piquants. Un bon repas rapide.

1,5 kg (3 ⅓ lb) de poulet – coupé en gros tronçons ou en jolies cuisses tranchées jusqu'à l'os d'un côté
2 tasses de crème de coco
1 tasse de noix de coco râpée – légèrement grillée
4 brins de feuilles de curry
3 tiges de citronnelle – légèrement meurtries
2 oignons moyens - hachés
1 bâton de cannelle
2 cuillères à soupe de ghee ou d'huile d'olive
1 cuillère à soupe de coriandre
1 cuillère à soupe d'aneth – haché
2 cuillères à café de graines de moutarde
1 cuillère à café d'ail – haché
1 cuillère à café de gingembre – râpé
1 cuillère à café de graines de cumin – grillées
1 cuillère à café de fenouil – haché

Placer les morceaux de poulet dans une grande poêle avec le sel, la poudre de piment, le fenouil, le curcuma, l'ail, le gingembre, la coriandre, l'aneth, la cannelle, la citronnelle et les graines de cumin. Ajoutez également la moitié des feuilles de curry, la moitié de l'oignon, une tasse de crème de coco et suffisamment d'eau pour recouvrir les morceaux de poulet. Mélangez tous les ingrédients tout en portant la casserole à ébullition, mélangez bien puis réduisez le feu pour laisser mijoter et couvrez pendant 20 minutes en remuant de temps en temps.

Dans une autre poêle, faites chauffer le ghee et ajoutez le reste de l'oignon, les feuilles de curry et les graines de moutarde. Faites légèrement revenir le mélange jusqu'à ce que les oignons brunissent, puis ajoutez le reste de la crème de coco et la noix de coco râpée. Ajoutez ce mélange au poulet au curry et mélangez bien. Cuire à feu moyen pendant environ 10 minutes supplémentaires jusqu'à ce que le poulet soit bien cuit et tendre.

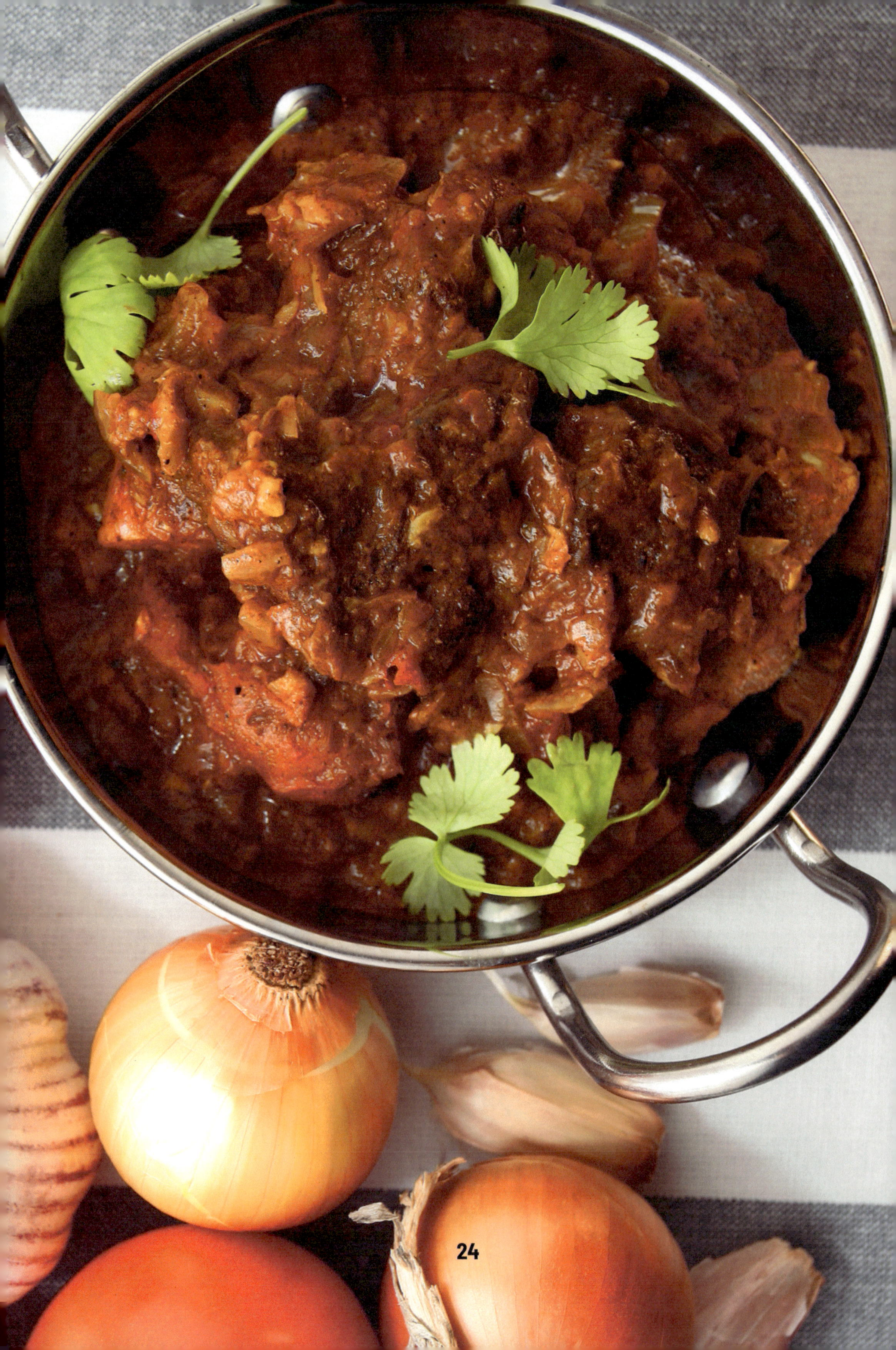

Piment frit et curry de porc

(CHAUD)

C'est l'un des plats les plus populaires au Sri Lanka en raison de sa disponibilité prête et relativement bon marché dans la plupart des régions du pays. J'ai ajouté la version chili car c'est l'une de mes préférées et ajoute à la fois du goût et un peu de piquant supplémentaire.

1 kg (2 lb) de poitrine ou de quartier avant de porc – coupé en cubes
(indice : votre sympathique boucher le fera sans frais supplémentaires, ce qui vous fera gagner du temps)
6 gros piments rouges ou verts – tranchés dans le sens de la longueur et épépinés
4 gousses de cardamome
2 oignons rouges moyens – hachés
2 feuilles de combava
1 tasse de crème de coco
3 cuillères à soupe de curry en poudre
3 cuillères à soupe d'huile d'olive
1 cuillère à soupe de pâte de tamarin
1 cuillère à soupe de vinaigre de cidre de pomme
2 cuillères à café de poudre de piment
2 cuillères à café de sel – ou au goût
2 cuillères à café d'ail – haché
2 cuillères à café de gingembre frais râpé ½ cuillère à café de graines de fenouil ou de graines de fenugrec

Faites chauffer l'huile d'olive dans une grande casserole et faites revenir l'oignon, les feuilles de curry et les graines de fenouil. Lorsqu'ils commencent à dorer, ajoutez l'ail et le gingembre et remuez doucement pendant la cuisson jusqu'à ce qu'ils soient dorés et tendres. Ajoutez les cubes de porc, le reste des épices, le piment et le vinaigre. Continuez à frire et remuez bien le mélange pendant environ cinq minutes. Baissez le feu, couvrez la casserole et poursuivez la cuisson encore 45 à 50 minutes jusqu'à ce que le porc soit cuit et tendre. Ajoutez la crème de coco, remuez et laissez mijoter encore 10 minutes sans le couvercle. Videz le jus/la sauce de la casserole et faites frire le porc jusqu'à ce qu'il prenne une riche couleur brune et que la graisse de porc grésille. Remettez le jus/sauce dans la casserole.

CONSEIL PRATIQUE : Servir chaud avec du riz jaune ou blanc et un accompagnement de chutney de mangue ou de cornichon à la mangue.

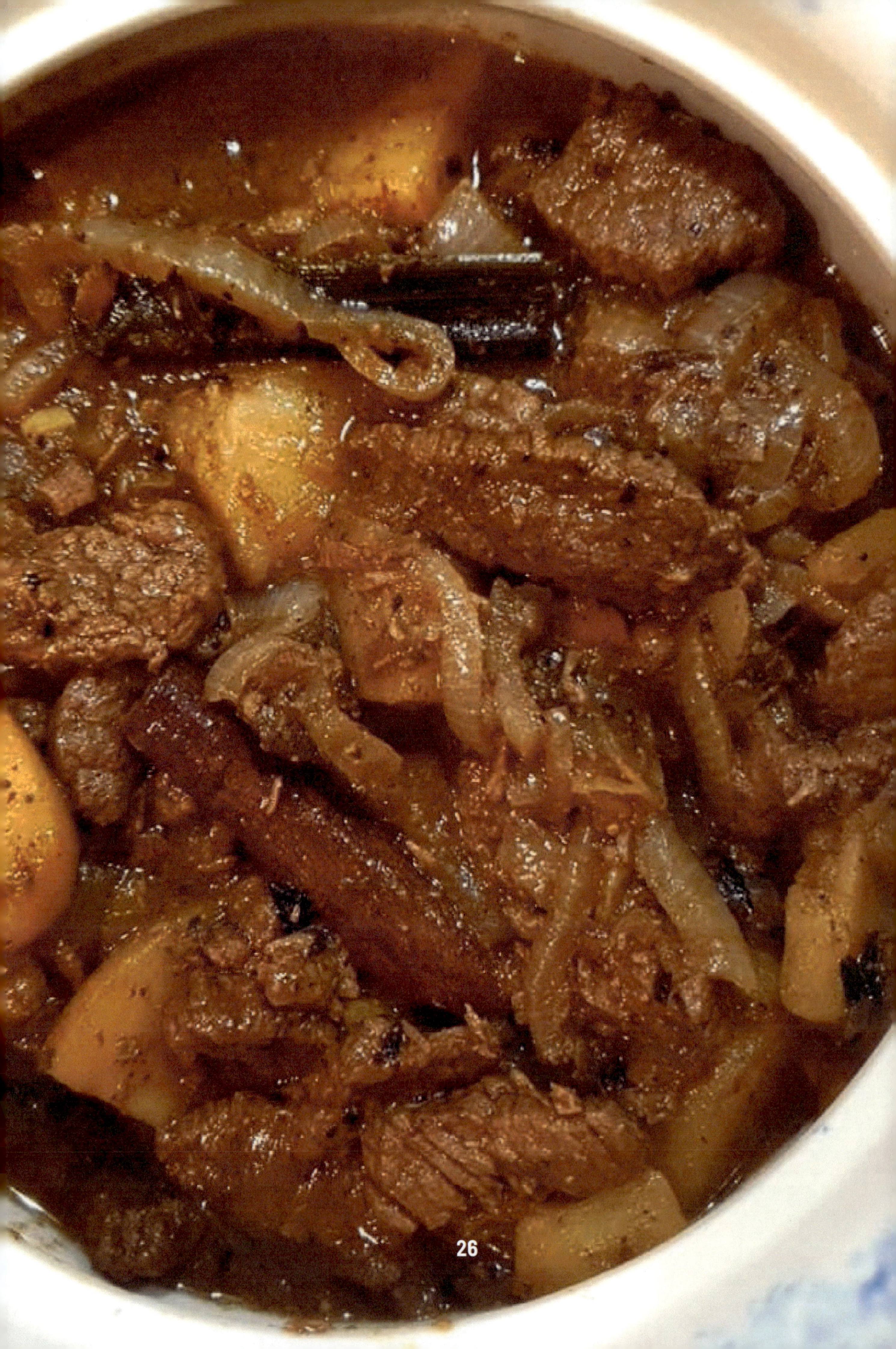

Smoore de boeuf

(BÉNIN)

Le smoore de bœuf est un sous-produit unique de la riche et historique influence néerlandaise au Sri Lanka. Ce rôti braisé aux stéroïdes était un aliment de base dans notre maison en grandissant et est un rappel parfumé et savoureux de la cuisine de ma mère.

1,5 kg (3 ⅓ lb) de rôti d'épaule de bœuf enveloppé
3 tasses de lait de coco
1 tasse de crème de coco ½ tasse de vinaigre
3 cuillères à soupe de curry en poudre
3 cuillères à soupe d'ail - haché
3 cuillères à soupe d'huile d'olive ou de ghee (beurre clarifié)
1 cuillère à soupe de gingembre - râpé
2 cuillères à café de sel – ou au goût
2 cuillères à café de pâte de tamarin
1 cuillère à café de curcuma ½ cuillère à café de graines de fenugrec ou de fenouil ½ tasse de jus de citron
2 brins de feuilles de curry
2 tiges de citronnelle
2 feuilles de combava
2 oignons rouges moyens – finement hachés

Lavez et séchez la viande. Percez plusieurs fois avec une pique à brochette en métal et placez dans une grande casserole avec tous les ingrédients sauf la crème de coco et l'huile d'olive. Couvrez la poêle et laissez mijoter doucement pendant une heure et demie à deux heures jusqu'à ce que la viande soit tendre. Ajouter la crème de coco et cuire doucement à découvert pendant encore 15 minutes. Séparez la viande et la sauce et faites revenir légèrement la viande dans l'huile d'olive de tous les côtés. Versez la sauce sur la viande et coupez-la en morceaux.

Servir chaud avec des pommes de terre et des carottes cuites à la vapeur et coupées en dés (qui peuvent être ajoutées à la casserole dans les 15 dernières minutes), ainsi que du riz blanc ou jaune en accompagnement.

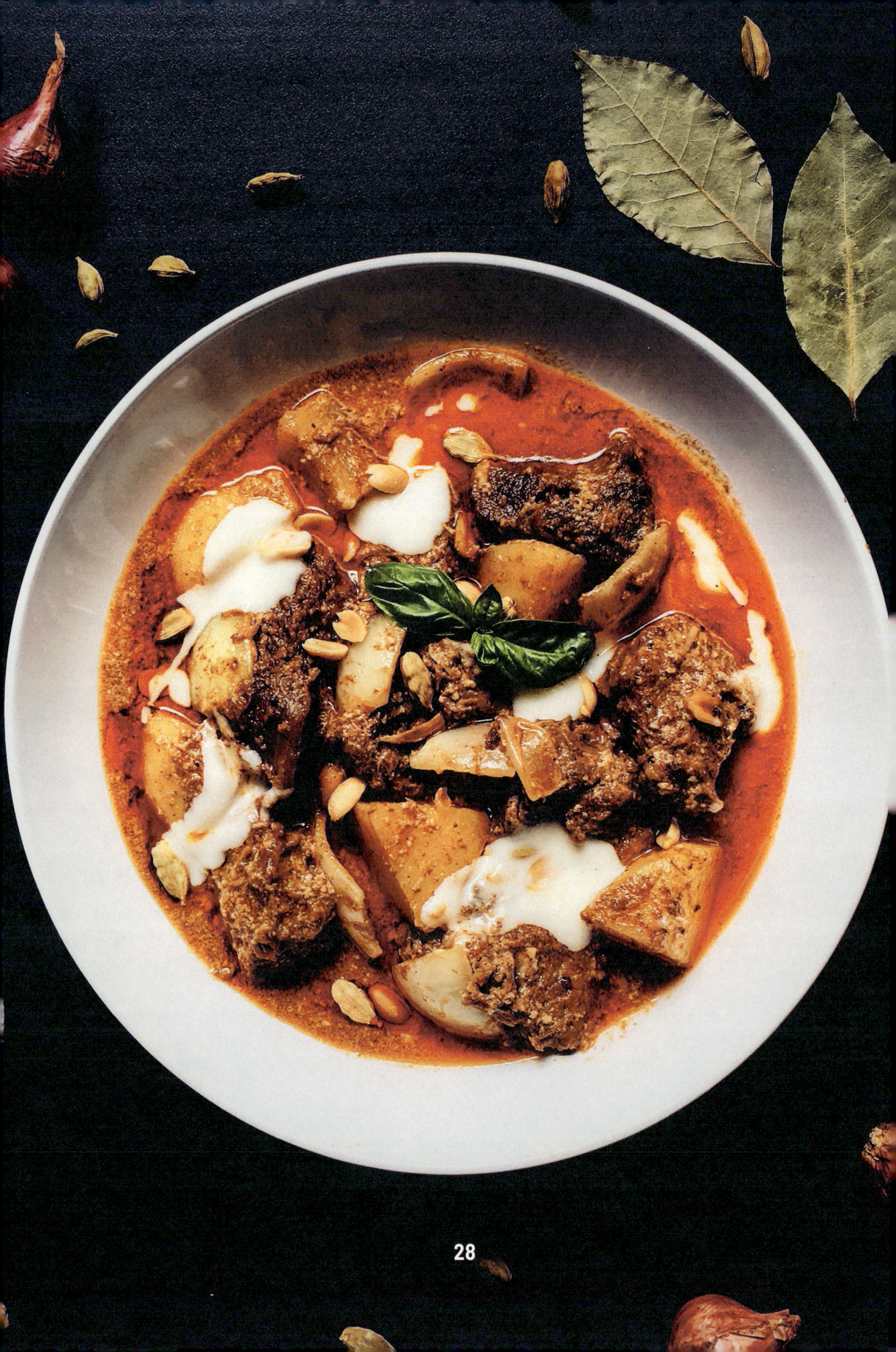

Curry sec de bœuf et de pommes de terre

(MOYEN)

C'est un excellent repas au curry si vous voulez que votre viande aille plus loin et que vous disposez de quelques pommes de terre. Ma mère était une grande fan de ce curry pour utiliser les restes de légumes du frigo.

1,5 kg (3 ⅓ lb) de bœuf - coupé en gros cubes
750 g (1 ½ lb) de pommes de terre - coupées en cubes
2 gros oignons blancs - coupés en dés
3 cuillères à soupe de ghee ou d'huile d'olive
2 cuillères à soupe de pâte de curry
2 cuillères à soupe de vinaigre blanc
2 cuillères à soupe de coriandre - hachée
1 cuillère à soupe de gingembre - râpé
1 cuillère à soupe d'ail - haché
1 cuillère à soupe de graines de cumin - légèrement grillées
1 bâton de cannelle
3 cuillères à café de sel
2 cuillères à café de curcuma
2 cuillères à café de garam masala
2 cuillères à café de poudre de piment fort
1 cuillère à café de graines de moutarde noire ½ cuillère à café de graines de fenugrec

Coupez l'excès de gras et les cartilages du bœuf et réservez. Faites chauffer le ghee dans une grande poêle à feu moyen et, avec une grande cuillère en bois, faites sauter les graines de moutarde jusqu'à ce qu'elles commencent à éclater, puis ajoutez les graines de fenugrec, l'ail, le gingembre et l'oignon. Remuez le mélange de temps en temps et poursuivez la cuisson jusqu'à ce que les oignons soient dorés. Ajouter le curcuma, la coriandre, le cumin et la poudre de piment et bien mélanger. Ajoutez ensuite le sel et le vinaigre et remuez jusqu'à ce que le liquide commence à s'évaporer et à sécher légèrement. Ajoutez les cubes de bœuf, la pâte de curry et le garam masala, et mélangez bien pour que toute la viande soit bien enrobée dans le mélange de curry.

Baissez le feu à doux/laisser mijoter et couvrez pendant une heure et demie, en remuant de temps en temps pour que la viande ne brûle pas au fond de la casserole. Ajoutez les pommes de terre (et un peu d'eau ou de vinaigre si le curry sèche trop) et laissez mijoter environ 20 minutes jusqu'à ce qu'elles soient cuites.

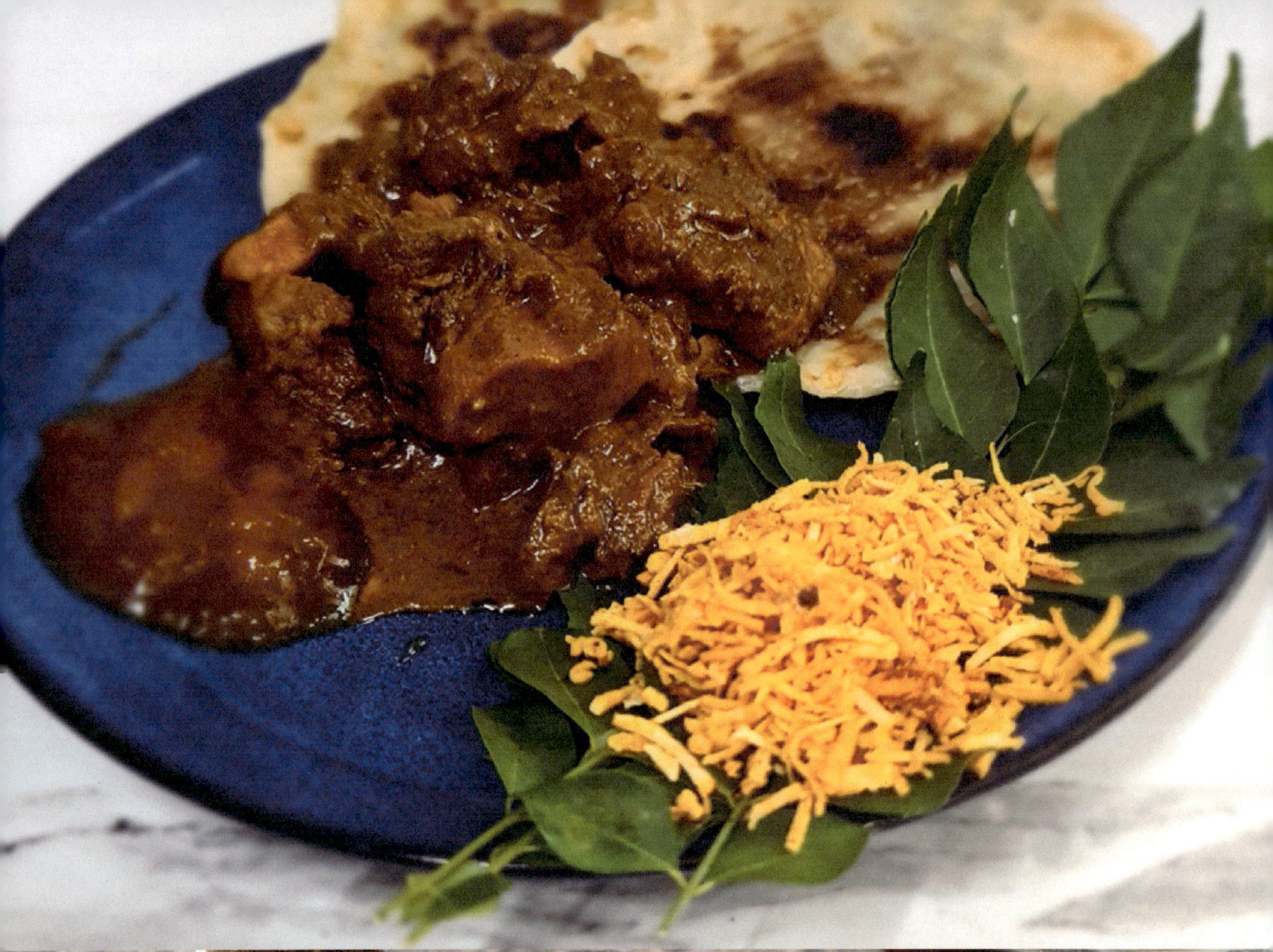

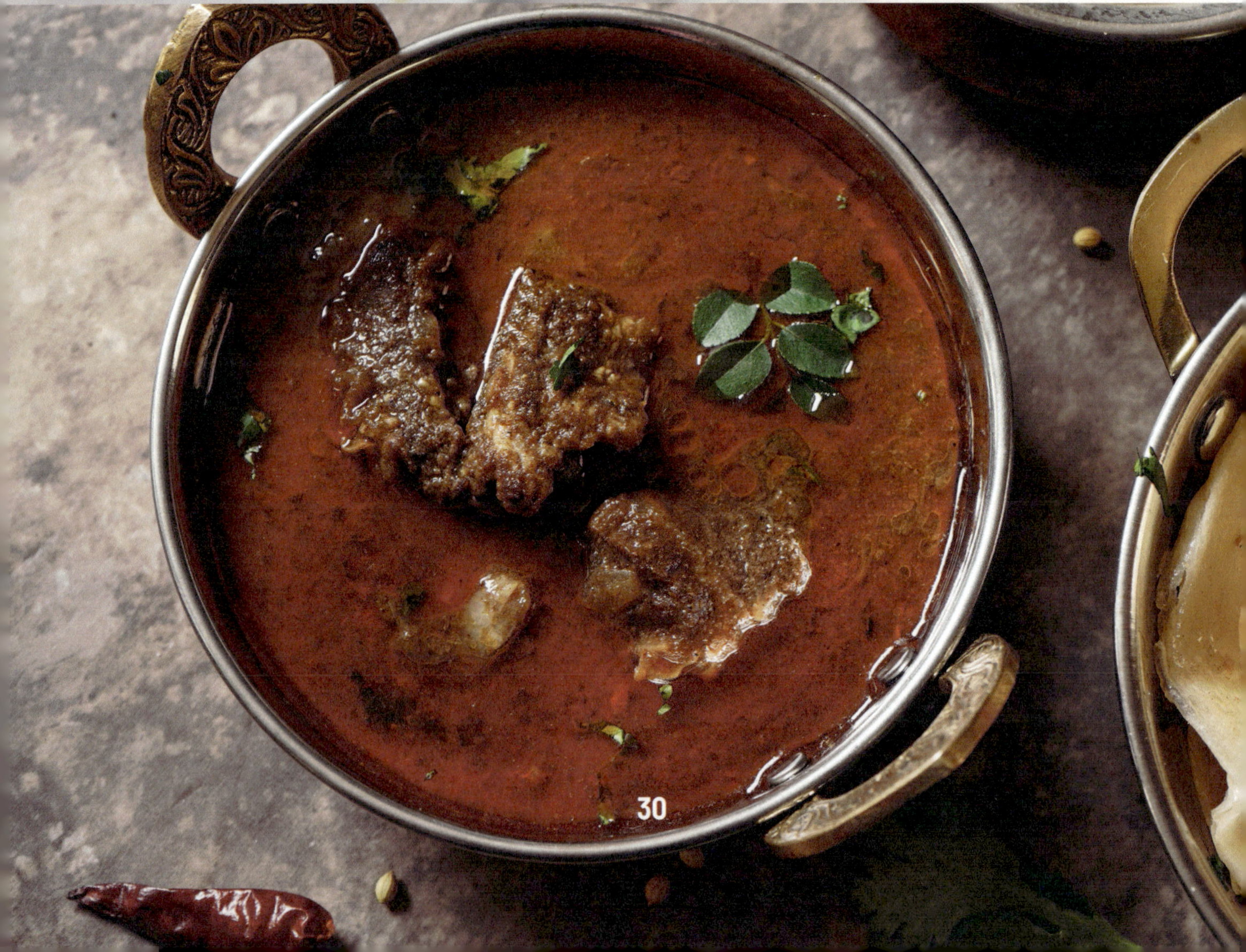

Curry de chèvre de Madras

(MOYEN à CHAUD)

Une option savoureuse du curry habituel de poulet, d'agneau, de bœuf ou de porc est la viande de chèvre. Il est naturellement maigre, très nutritif et présente de nombreux avantages pour la santé. La viande de chèvre contient moins de graisses, moins de graisses saturées et plus de fer qu'une portion équivalente de viande.

Encore une fois, en utilisant le mélange de base de pâte de curry du Sri Lanka comme base de départ, avec une tasse de pâte pour 1,5 kg (3 ⅓ lb) de viande de chèvre coupée en dés, ajoutez les ingrédients frais suivants :

Viande de chèvre coupée grossièrement avec l'os (si disponible en boucherie)
2 oignons bruns moyens, hachés finement
3 cuillères à soupe d'huile d'olive ou de ghee
3 cuillères à café de poudre de piment
2 cuillères à café d'ail - râpé ou haché
2 cuillères à café de gingembre - râpé ou haché
2 cuillères à café de sel
1 cuillère à café de cumin moulu
1 cuillère à café de coriandre moulue
1 cuillère à café de curcuma ½ cuillère à café de grains de poivre noir
1 ou 2 grosses tomates hachées, pelées et épépinées
2 brins de feuilles de curry
2 petits bâtons de cannelle
2 tasses de lait de coco - 1 tasse si vous voulez un curry plus sec

Faites chauffer l'huile ou le ghee dans une poêle moyenne et ajoutez les feuilles de curry, l'oignon, l'ail et le gingembre jusqu'à ce qu'ils soient tendres. Ajoutez le curcuma, la poudre de piment, la coriandre, les grains de poivre, le cumin et faites revenir encore deux minutes. Ajoutez le sel et la tomate en remuant régulièrement jusqu'à ce que le mélange soit tendre et juste doré. Ajoutez la viande de chèvre et les bâtons de cannelle et remuez doucement jusqu'à ce que tous les ingrédients soient bien mélangés. Couvrir et cuire environ 30 minutes jusqu'à ce que la viande de chèvre soit presque tendre. Éteignez le feu et incorporez le lait de coco. Remettre à feu moyen et laisser mijoter à découvert encore 10 à 15 minutes.

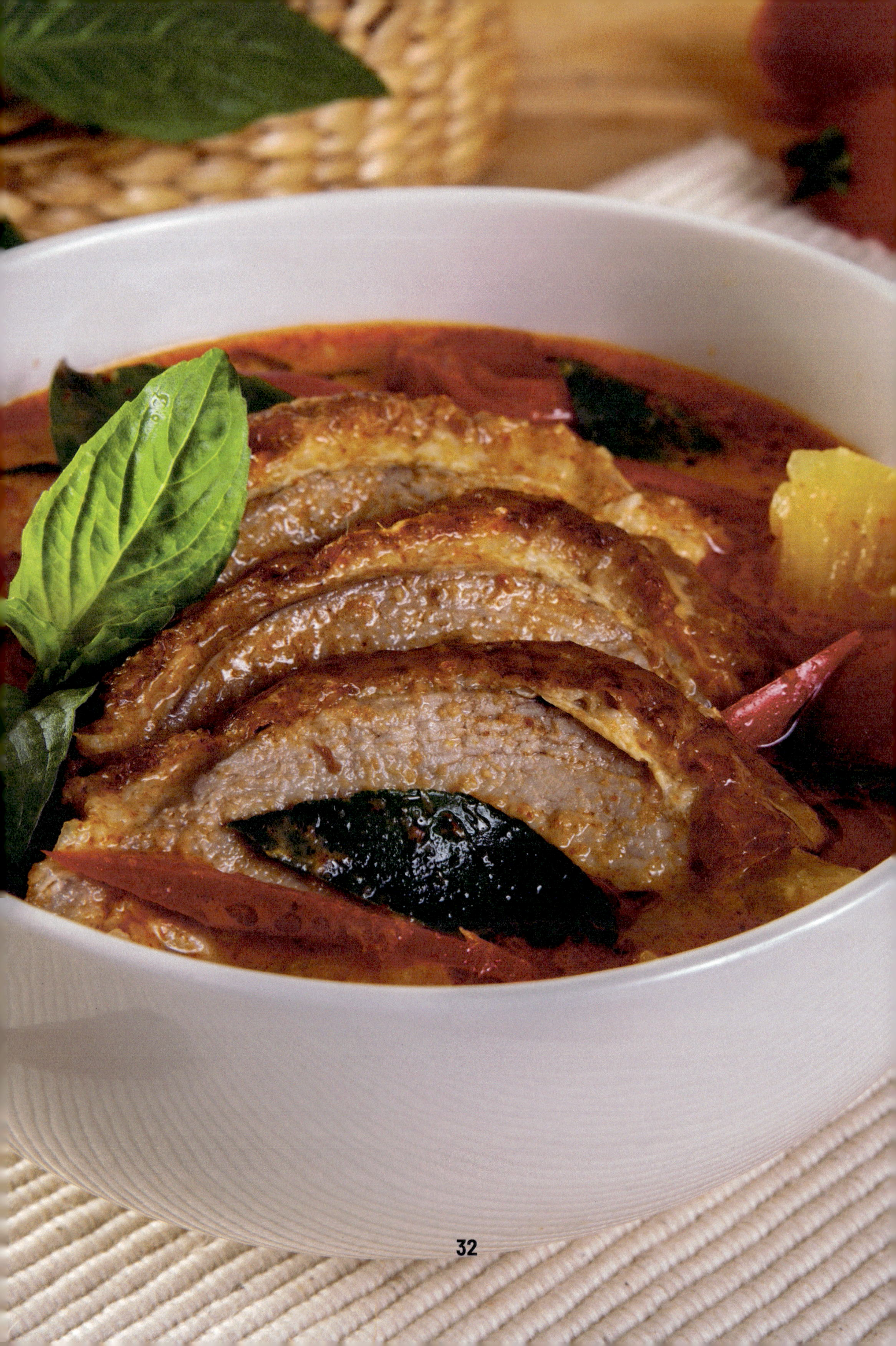

Curry de canard sec facile

(MOYEN)

Un curry de canard sec facile à préparer et richement parfumé qui se marie bien avec un sambol épicé à la noix de coco et du riz blanc ou basmati.

1,5 kg (3 ⅓ lb) de canard - découpé et brisé en morceaux de taille moyenne avec la peau
2 gros oignons blancs - hachés
2 brins de feuilles de curry
3 tasses de lait de coco ¼ tasse de vinaigre brun
3 feuilles de combava
2 tiges de citronnelle - meurtries
2 cuillères à soupe de poudre de curry chaud du Sri Lanka
2 cuillères à soupe de pâte de curry
2 cuillères à soupe de gingembre - râpé
2 cuillères à soupe de ghee ou de graisse de canard
1 cuillère à soupe d'ail - haché
1 cuillère à soupe de cassonade
1 bâton de cannelle
2 cuillères à café de sel

Placer les morceaux de canard dans une grande poêle avec tous les ingrédients sauf le sucre et le ghee. Portez le mélange à ébullition en remuant bien. Couvrir et laisser mijoter environ 30 minutes jusqu'à ce que le canard soit tendre. Retirez délicatement les morceaux de canard de la sauce et réservez.

Faites chauffer du ghee ou de la graisse de canard dans une autre poêle, ajoutez les morceaux de canard et faites-les revenir pendant environ cinq minutes. Versez le reste de la sauce et la cassonade et laissez mijoter encore environ 10 minutes.

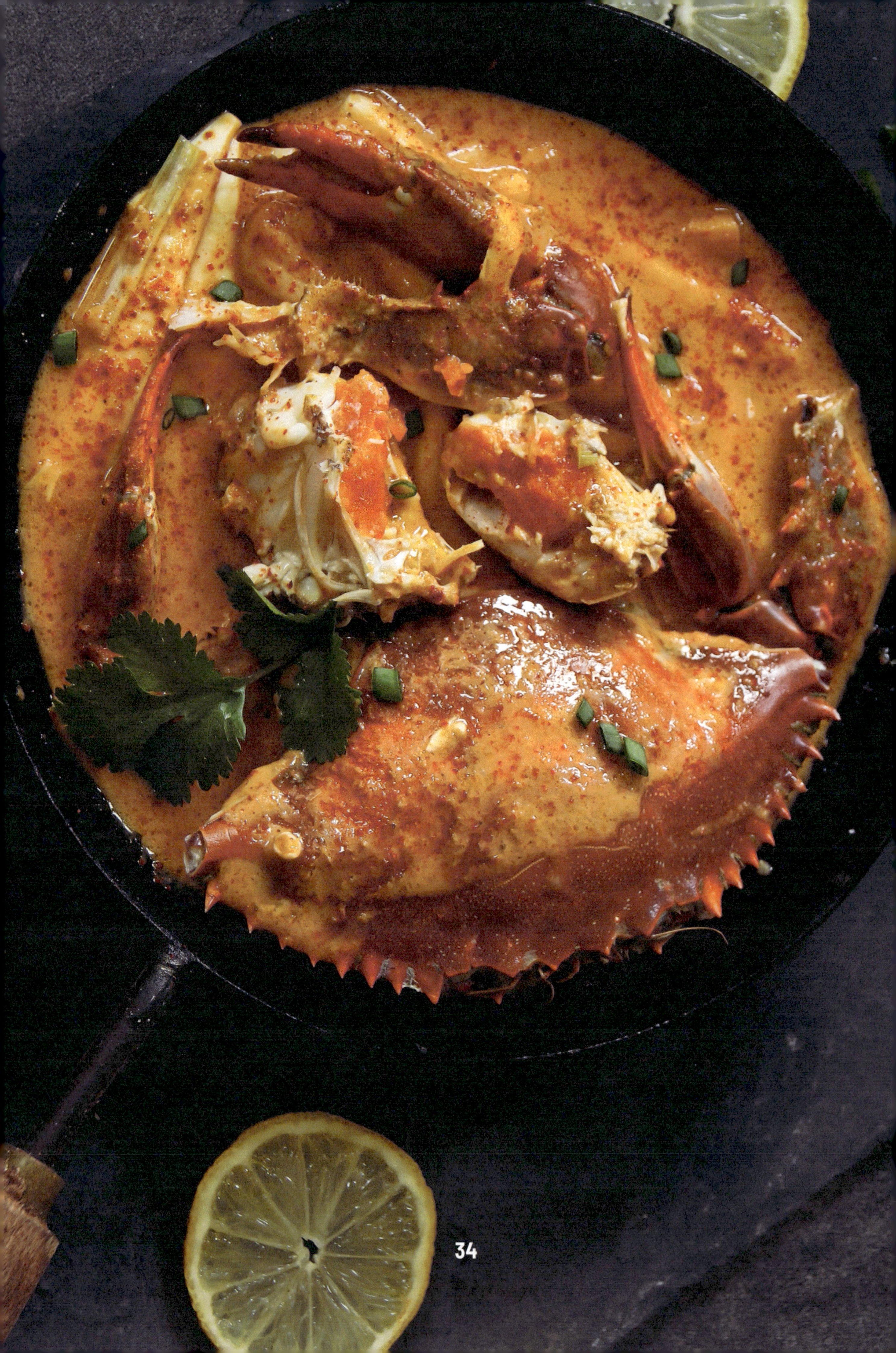

Curry De Crabe

(MOYEN)

Les fruits de mer ont eu une forte influence dans ma cuisine. Le crabe de boue d'Australie du Nord est une base populaire pour tout curry et pêché frais pendant la saison sèche est un crustacé charmant et charnu pour préparer votre curry et mon préféré.

3 gros crabes de boue (décortiqués, brisés en morceaux et partiellement concassés)
3 brins de feuilles de curry
3 gros oignons blancs – finement hachés
3 tiges de citronnelle
3 cuillères à café de sel
3 feuilles de combava
2 cuillères à café d'ail – haché
2 cuillères à café de gingembre – râpé
2 cuillères à café de poudre de piment
1 boîte de tomates – en pulpe ou coupées en dés ½ cuillère à café de graines de fenouil ou de graines de fenugrec
4 tasses de lait de coco
2 tasses de crème de coco
3 cuillères à soupe de jus de citron
3 cuillères à soupe d'huile d'olive ou de ghee (beurre clarifié)
1 cuillère à soupe de curcuma

Faites chauffer l'huile d'olive dans une poêle suffisamment grande pour contenir les morceaux de crabe. Ajouter l'ail, le gingembre et l'oignon et remuer jusqu'à ce qu'ils soient dorés. Éteignez le feu et ajoutez le fenouil, les feuilles de curry, la poudre de piment, le curcuma, le sel, les tomates et le lait de coco. Couvrir et laisser mijoter doucement pendant environ 15 minutes, puis ajouter les morceaux de crabe en veillant à ce que la sauce recouvre chaque segment. Continuez à arroser pendant environ cinq minutes, puis couvrez et laissez mijoter doucement pendant encore 20 minutes.

Retournez les morceaux de crabe plusieurs fois pour que la sauce au curry pénètre correctement dans la carapace de crabe craquelée. Éteignez le feu et ajoutez la crème de coco et le jus de citron. Remuez doucement tout en ramenant le mélange à ébullition et laissez cuire encore 10 minutes. Servir avec du riz blanc et utiliser une fourchette à crabe et des multi-grips pour briser les sections de crabe difficiles. Attention, cela devient compliqué !

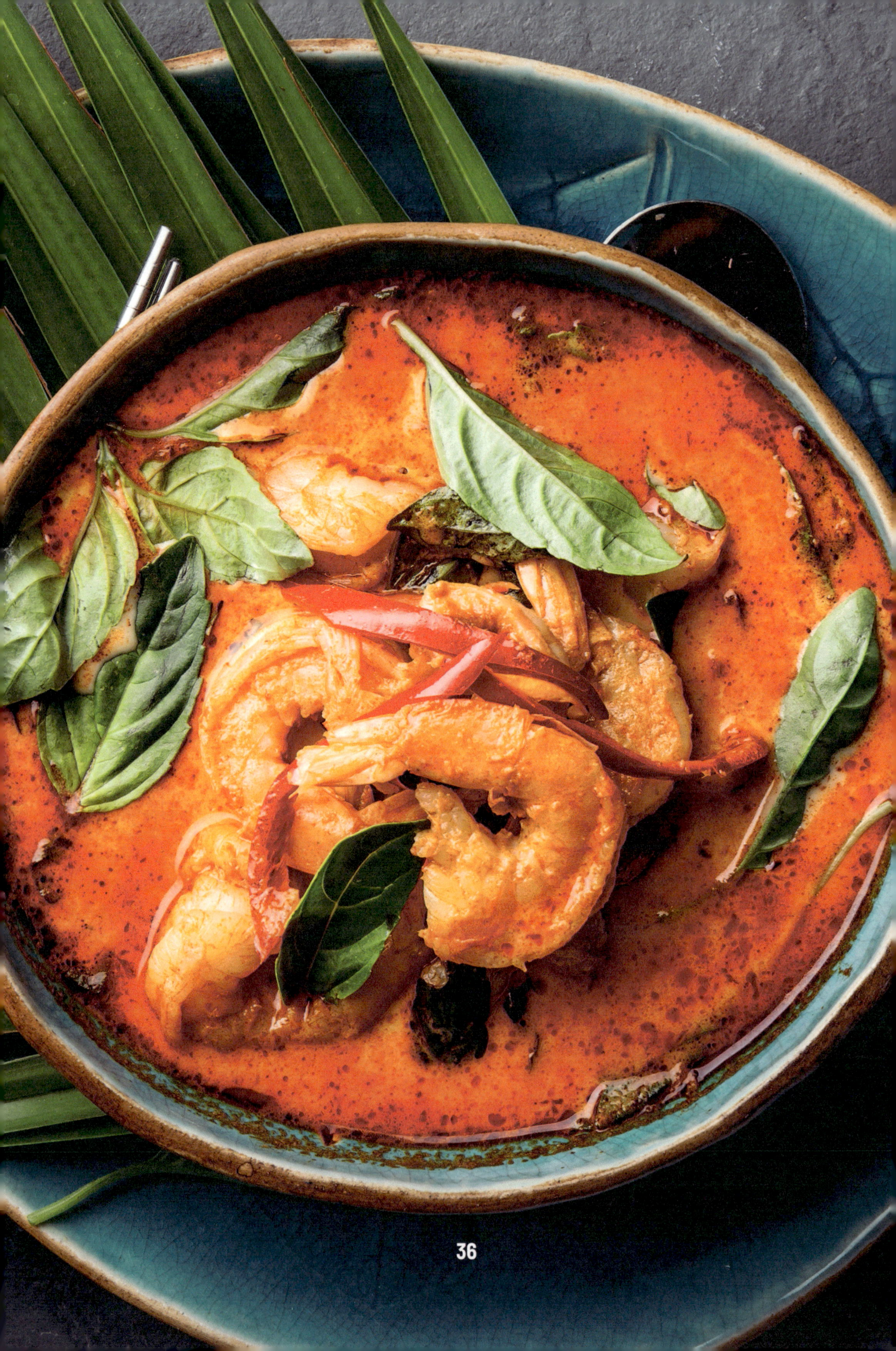

Curry de crevettes facile

(MOYEN)

J'aime souvent varier les fruits de mer avec mes plats au curry, et les crevettes fraîchement débarquées de saison sont un délice disponible après le retour des chalutiers de leur saison de pêche dans les eaux tropicales chaudes au large des côtes australiennes.

Pendant quelques semaines chaque année, vous pouvez acheter d'énormes bananes et crevettes tigrées fraîches surgelées directement sur certains bateaux en juin et novembre, à la fin de leurs saisons respectives. Mais pour la plupart d'entre nous, il existe de nombreux marchés de fruits de mer locaux qui proposent des produits frais toute l'année.

Grâce à ma recette de base de pâte de curry, il est facile de préparer un repas rapide et savoureux qui fera venir tout le quartier pour une bouchée.

2 kg (4 ⅓ lb) de crevettes (crevettes) – décortiquées et déveinées
1 tasse de mélange de base de pâte de curry srilankais
1 tasse de lait de coco
2 cuillères à soupe de jus de citron
2 cuillères à soupe de ghee, huile d'olive (beurre clarifié)

À feu moyen, mélanger la pâte de curry et le ghee et laisser mijoter doucement jusqu'à ce qu'ils soient légèrement dorés. Éteignez le feu et ajoutez le lait de coco, en mélangeant les crevettes et en enrobant partout.

À feu moyen, faites cuire le mélange de crevettes pendant 10 à 15 minutes jusqu'à ce qu'elles soient toutes cuites et qu'il y ait une sauce épaisse. Incorporer le jus de citron et servir avec du riz.

CONSEIL PRATIQUE EN OPTION - CURRY DE POISSON FACILE : Au lieu de crevettes, ajoutez la chair de poisson en cubes et remuez doucement jusqu'à ce qu'elle soit cuite.

Pensez aux poissons à chair ferme comme le saumon, la morue ou le maquereau pour votre curry, car certaines coupes de poisson les moins fermes se briseront trop facilement.

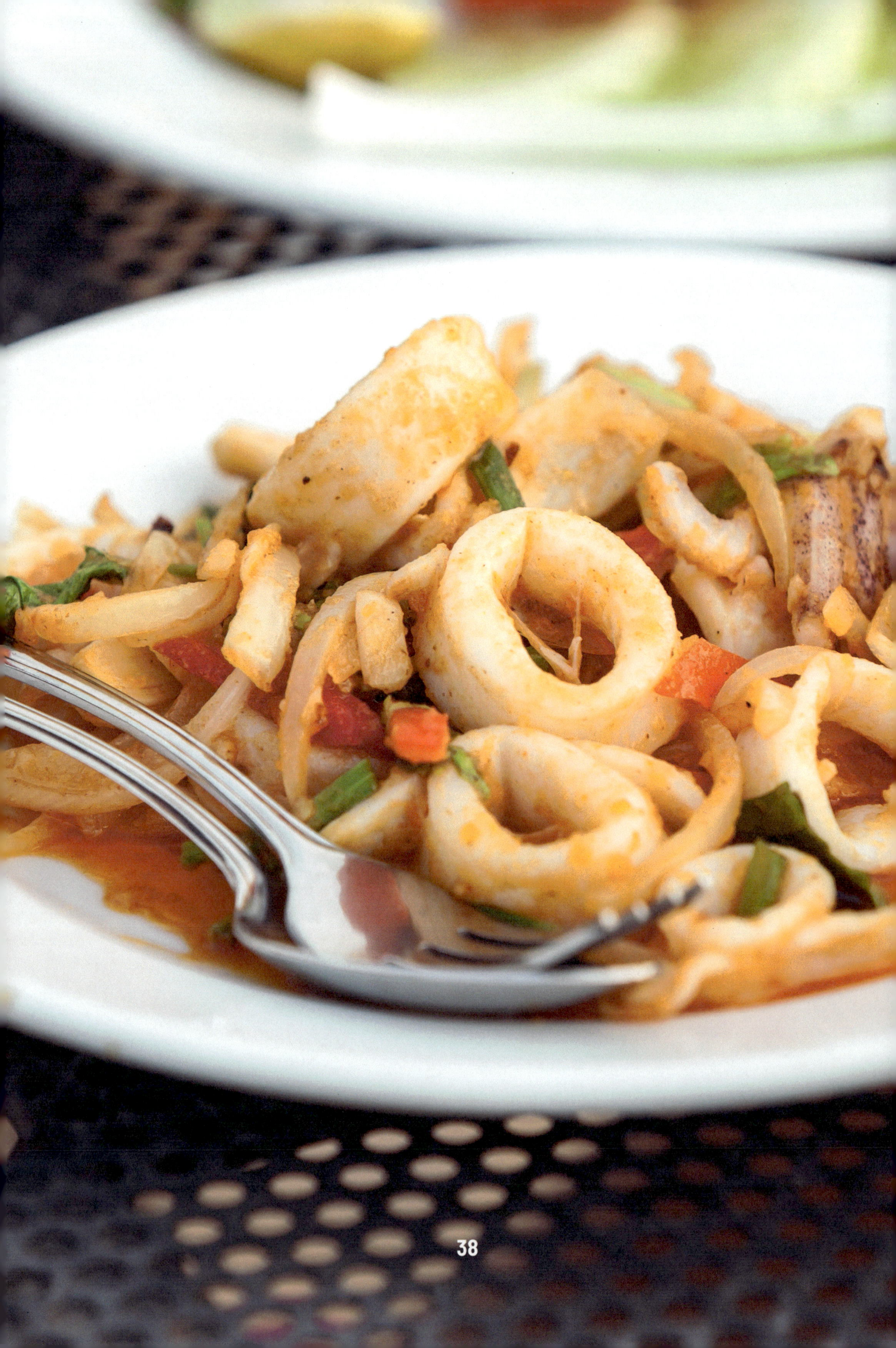

Curry de calamars et tamarin

(MOYEN)

Si vous aimez les fruits de mer, découvrez cette recette de curry de calamars rapide et délicieuse. Avec l'ajout de pâte de tamarin, ce plat présente une saveur fraîche et piquante qui rehausse véritablement le calmar.

500 g (1 lb) de calamars fraîchement lavés et décapités (grossiste de fruits de mer local)
2 oignons rouges moyens – finement hachés
2 tiges de citronnelle – légèrement meurtries
4 cuillères à soupe de pâte de tamarin
2 cuillères à soupe de jus de citron
2 brins de feuilles de curry
2 feuilles de combava
1 cuillère à café d'ail – finement haché
1 cuillère à café de gingembre – finement râpé
1 cuillère à café de sucre
1 cuillère à café de sel
1 cuillère à café de poudre de piment fort
1 cuillère à café de sauce de poisson
1½ tasse de lait de coco

Coupez vos calamars frais dans le sens de la longueur puis en bouchées. Marquez légèrement les pièces selon un motif hachuré pour de meilleurs résultats. Mettez tous les autres ingrédients, sauf le sucre, le tamarin et le jus de citron, dans une casserole électrique et portez à ébullition douce en remuant bien. Laisser mijoter le mélange à découvert pendant environ 10 minutes jusqu'à ce qu'il épaississe.

Baissez le feu et ajoutez les morceaux de calamars. Laisser mijoter à nouveau et ajouter le sucre, la pâte de tamarin et le jus de citron. Continuez à laisser mijoter doucement pendant environ cinq minutes, en remuant constamment.

Servi chaud avec du riz Basmati blanc, c'est le meilleur choix pour une saveur pleine et envisagez un cornichon à la mangue fraîche comme accompagnement.

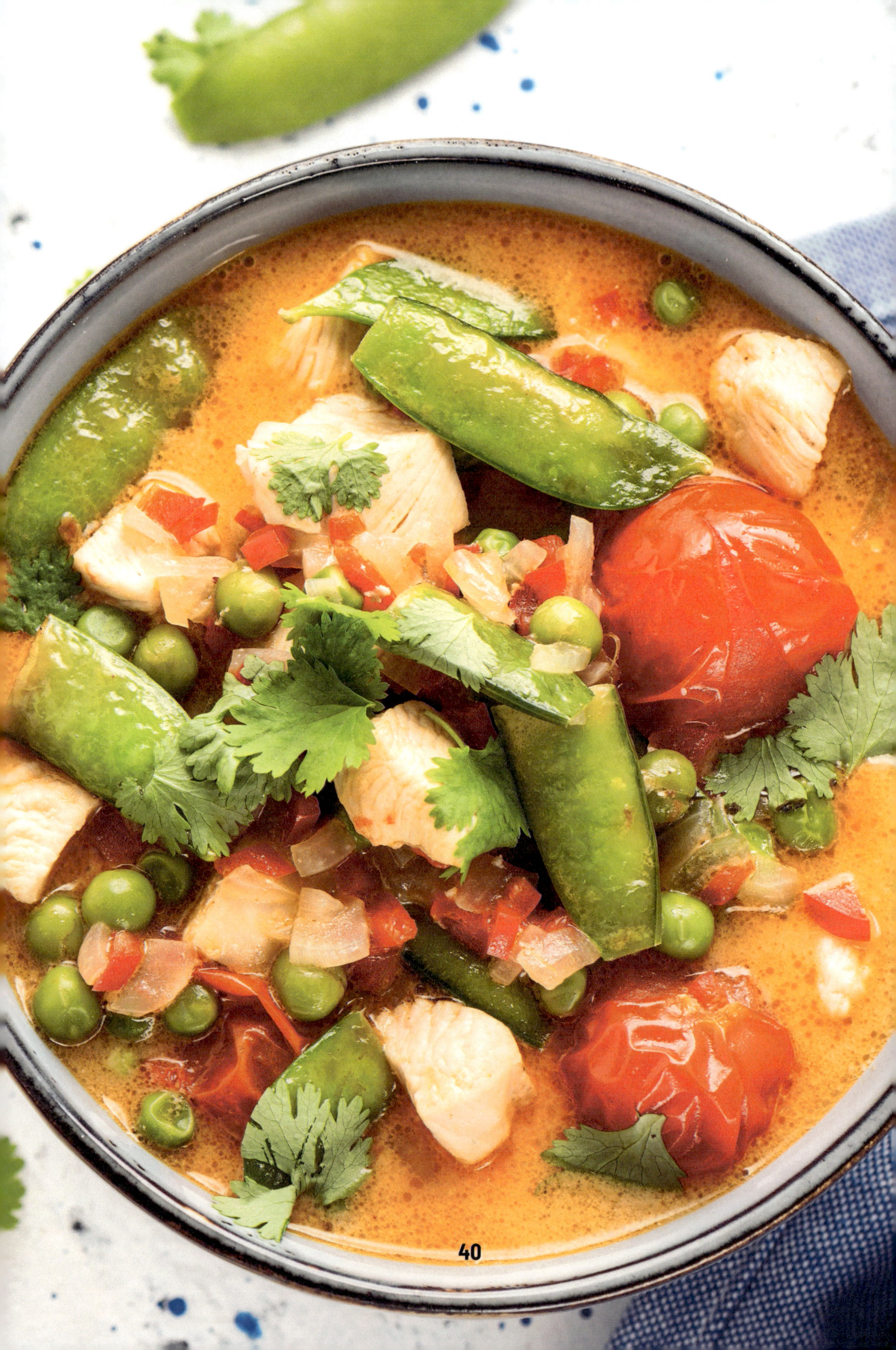

Curry de légumes

(BÉNIN)

Le plat préféré de ma femme est le curry de légumes, qu'il soit cuit à la poêle électrique ou à l'autocuiseur. Les currys de légumes sont une excellente façon de nettoyer le réfrigérateur à la fin de la semaine ou simplement une autre façon de préparer des légumes frais.

3 tasses de lait de coco
1 tasse de crème de coco
1 oignon rouge – finement haché
2 piments verts ou rouges - épépinés et coupés en dés
2 brins de feuilles de curry
3 à 4 tiges de citronnelle
4 feuilles de combava
1 cuillère à café d'ail - haché
1 cuillère à café de gingembre - râpé
1 bâton de cannelle ½ cuillère à café de curcuma Sel au goût
1,5 kg (3 ⅓ lb) de légumes tranchés assortis – patate douce, haricots longs, champignons, pomme de terre, chou-fleur, carotte et citrouille sont tous de bonnes options.

Mettez tous les ingrédients, sauf les légumes et la crème de coco, dans une grande casserole et laissez mijoter à feu moyen pendant 10 minutes.

Ajouter les légumes et cuire jusqu'à ce qu'ils soient juste tendres. Ajouter la crème de coco épaisse et laisser mijoter encore cinq minutes.

CONSEIL PRATIQUE EN OPTION - NOIX DE CAJOU : L'une de mes options préférées à ajouter à un curry de légumes est les noix de cajou fraîches, qui doivent être préparées la veille. Achetez des noix de cajou crues et faites-les tremper toute la nuit dans de l'eau froide. En général, il suffit d'ajouter 250 g (une tasse bien remplie) de noix de cajou aux légumes.

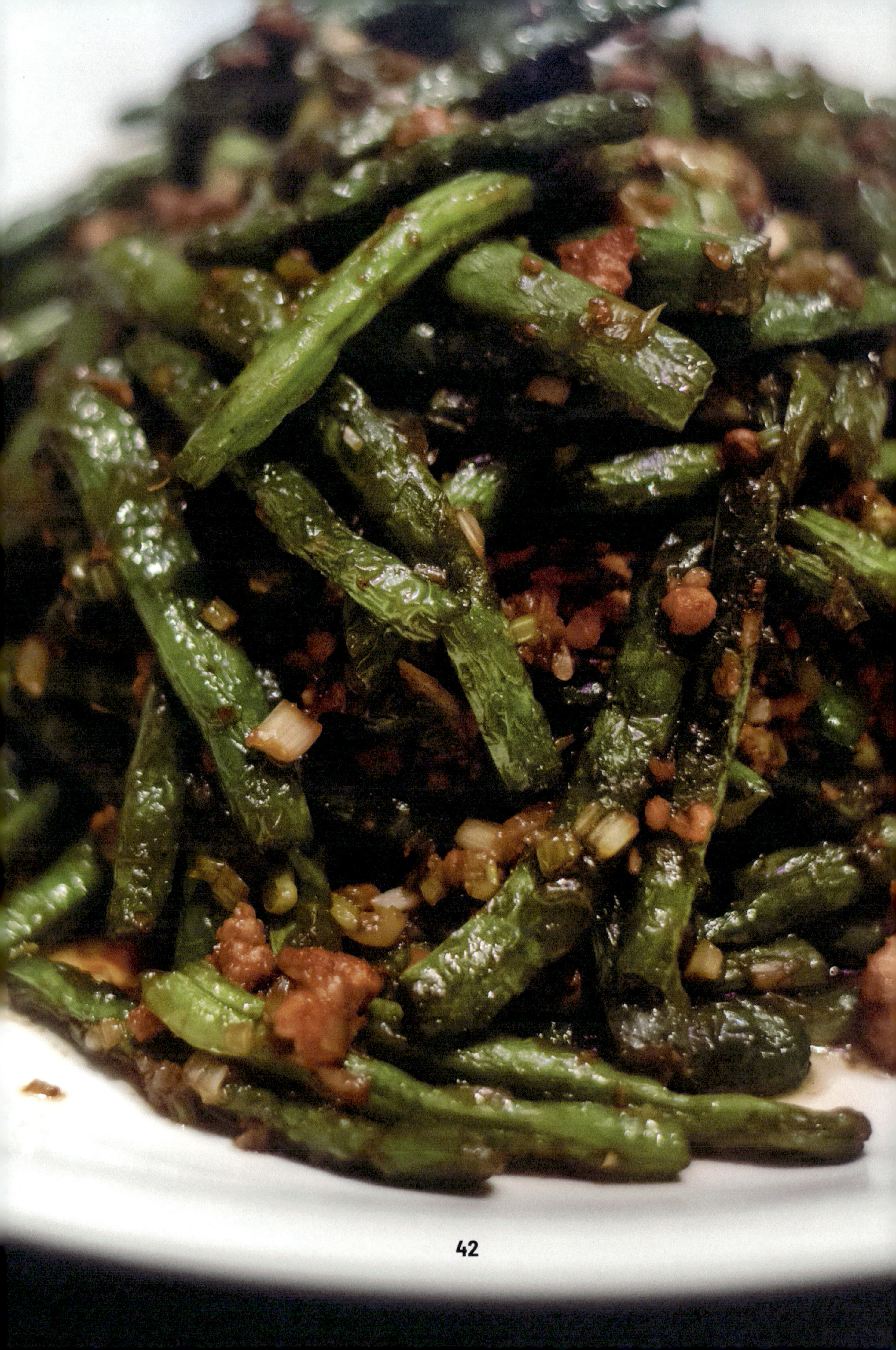

Haricots longs au piment du Sri Lanka

(BÉNIN)

Les haricots longs sont particulièrement appréciés chez moi et constituent un aliment de base de la plupart des plats au curry, car vous pouvez les faire pousser dans votre jardin. Ma recette originale utilisait de l'huile d'arachide pour sa saveur particulière, mais comme cela pose des problèmes à beaucoup de gens, du ghee ou de l'huile d'olive a été remplacée.

500 g (1 lb) de haricots longs ou de haricots serpent frais - hachés
1 oignon rouge moyen – finement haché
2 gros piments rouges – hachés grossièrement (épépinés si vous préférez plus doux)
2 brins de feuilles de curry
2 tasses de bouillon de poulet
1 ½ tasse de lait de coco
2 cuillères à soupe de ghee ou d'huile d'olive (beurre clarifié)
2 cuillères à soupe de jus de citron
2 cuillères à café de coriandre moulue
1 cuillère à café de curcuma moulu
1 cuillère à café d'ail – haché
1 cuillère à café de gingembre – râpé
1 cuillère à café de poisson séché des Maldives ou de pâte de crevettes
1 cuillère à café de zeste de citron – finement râpé
1 cuillère à café de sel marin

Chauffer l'huile ou le ghee dans une grande poêle à feu moyen. Ajouter l'oignon, les piments et le poisson des Maldives. Laisser mijoter environ cinq minutes jusqu'à ce que le mélange soit bien mélangé. Ajouter le zeste de citron et les épices moulues et poursuivre la cuisson. Ajouter le sel, le jus de citron, le reste des épices, le bouillon de poulet et les haricots hachés. Porter à ébullition puis laisser mijoter à découvert pendant huit à 10 minutes en remuant bien. Ajouter le lait de coco et laisser mijoter encore cinq minutes.

CONSEIL PRATIQUE EN OPTION – MORCEAUX DE POULET EN DÉS : (250 g ou ½ lb) L'une de mes options préférées est d'ajouter du poulet en dés aux haricots longs au piment, car les saveurs se combinent extrêmement bien et constituent un repas en soi, avec du riz blanc. Ajoutez le poulet en même temps que les haricots hachés pour qu'il soit bien cuit.

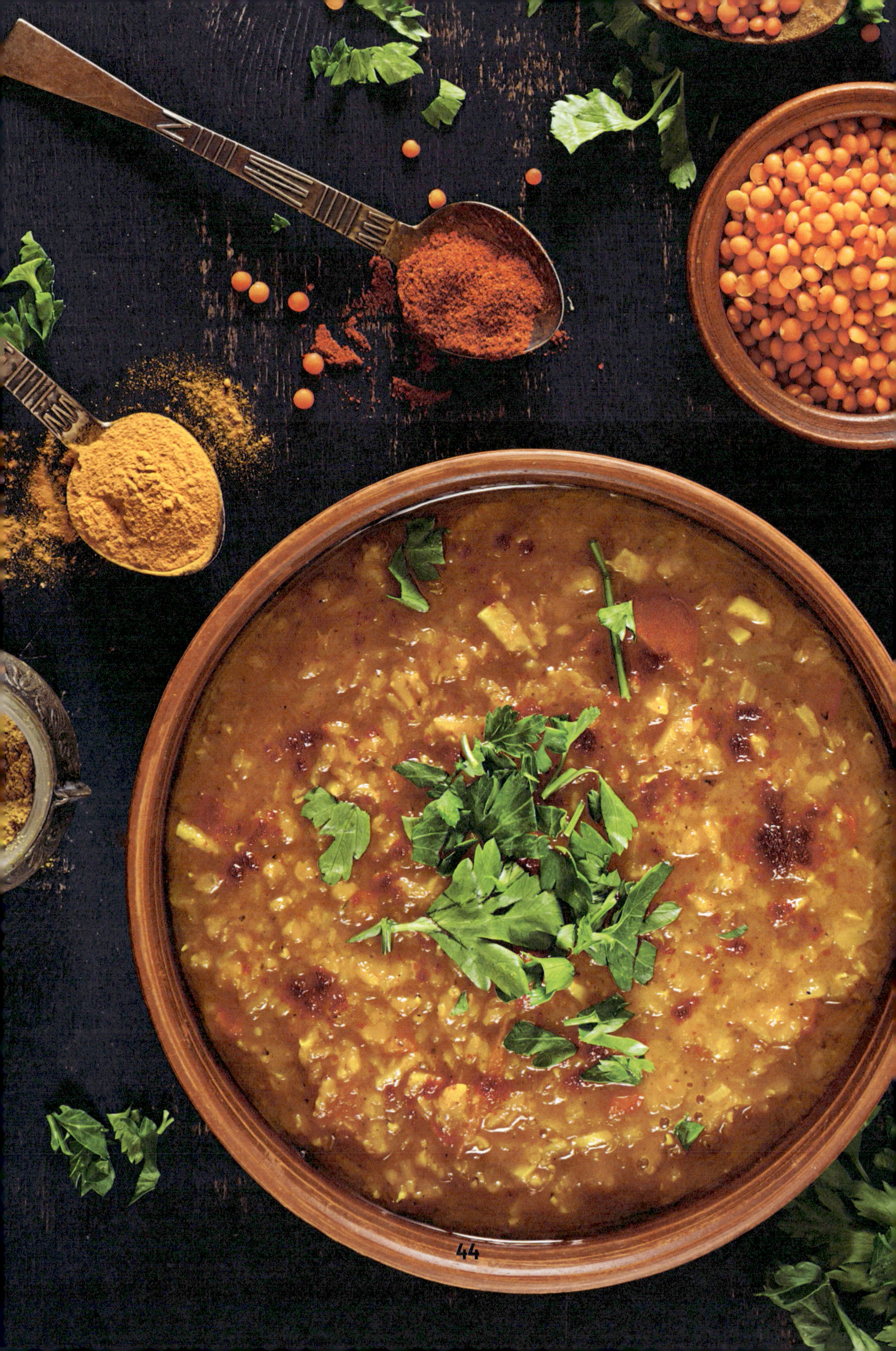

Curry de lentilles brunes ou rouges

(BÉNIN)

Le curry de lentilles est un accompagnement de base pour tout repas au curry et est très populaire en Inde et au Sri Lanka, principalement en raison du fait qu'un pourcentage important de la population est végétarien.

Les lentilles sont une fantastique source de protéines et de fer, et contiennent des fibres et des antioxydants, qui sont une excellente source de glucides prébiotiques.

1 tasse de lentilles brunes ou rouges
1 oignon rouge moyen – finement haché
3 cuillères à soupe de coriandre (coriandre) - finement hachée
1 cuillère à soupe de jus de citron ½ cuillère à soupe de garam masala
2 grosses tomates - pelées et épépinées
2 cuillères à café de graines de cumin (fraîchement torréfiées est préférable)
2 cuillères à café d'ail - écrasé
2 cuillères à café d'huile d'olive ou de ghee (beurre clarifié)
1 cuillère à café de poudre de piment
1 cuillère à café de curcuma
1 cuillère à café de gingembre râpé Sel au goût

Faire tremper les lentilles pendant deux heures et les faire bouillir dans quatre tasses d'eau jusqu'à ce qu'elles soient fermes et juste cuites. Égoutter et réserver.

Faites chauffer le ghee et faites revenir les oignons à feu moyen jusqu'à ce qu'ils soient dorés. Incorporer la coriandre, les tomates, l'ail, le gingembre et le cumin et cuire encore cinq minutes.

Ajouter la poudre de piment, le curcuma, le sel et le jus de citron, en remuant de temps en temps. Ajouter le mélange de lentilles et cuire encore cinq minutes.

Garnir de garam masala et servir avec du riz.

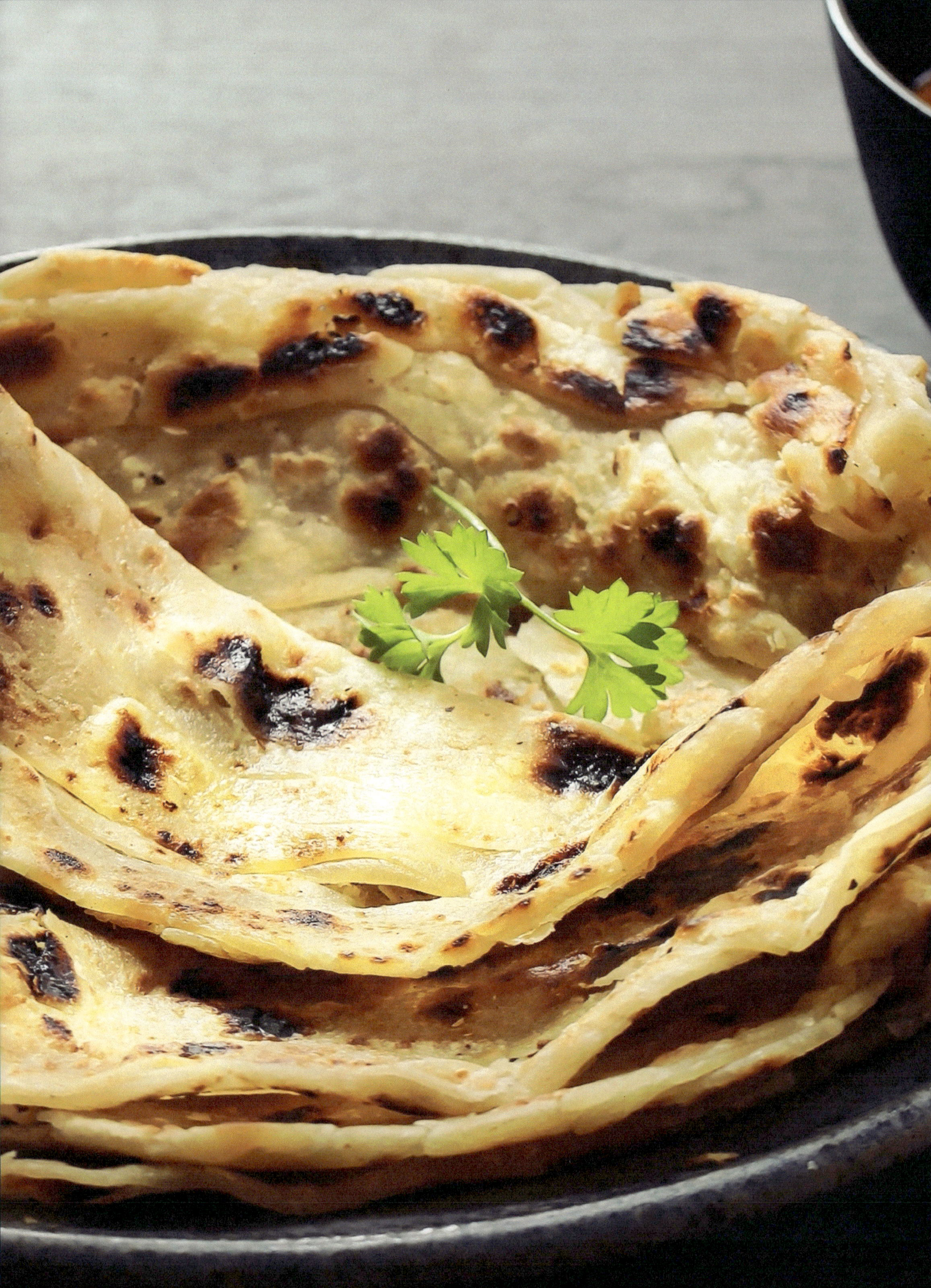

Roti (pain plat) sans gluten

Traditionnellement un aliment de base du sud de l'Inde servi avec des currys, ce pain plat rond est populaire au Sri Lanka car il est très facile à préparer et accompagne savoureux n'importe quel repas. Le roti peut être consommé seul ou avec un sambol, un chutney ou une noisette de beurre.

Ma recette a été adaptée pour être sans gluten, alors faites attention aux quantités mesurées dans la recette, car elles sont importantes.

2 ½ tasses d'eau juste bouillie
1 tasse (120 g) de farine de manioc ou de farine autolevante sans gluten
⅓ tasse de farine de riz brun ou blanc ¼ tasse de fécule de tapioca
1 cuillère à soupe d'huile d'olive
2 cuillères à café de levure
1 cuillère à café d'enveloppe de psyllium (remplace la gomme xanthane pour ceux qui ne la tolèrent pas) ½ cuillère à café de sel marin

Placez tous vos ingrédients secs dans un grand bol à mélanger en verre et utilisez une cuillère en bois à long manche pour bien mélanger. Versez l'huile d'olive, puis ajoutez délicatement l'eau juste bouillie tout en remuant avec la cuillère jusqu'à obtenir une boule de pâte molle, souple mais ferme. Séparez la boule de pâte en quatre parties égales et roulez-les chacune en boule. Couvrir d'un linge humide et laisser reposer cinq à 10 minutes. Saupoudrez légèrement une grande planche à découper de farine de manioc et roulez chaque boule en un cercle fin.

La pratique rend parfait, alors attendez-vous à ce que vos premiers efforts soient de forme étrange. Faites chauffer une poêle plate ou une poêle à feu moyen et déposez votre pâte avec une spatule large et plate. Au bout d'environ une minute, vous verrez de petites bulles apparaître en dessous, puis retournez-les et faites dorer l'autre côté de manière égale.

Retournez à nouveau pendant environ 30 secondes et retirez-le, ou essayez de badigeonner légèrement chaque côté d'huile d'olive et de cuire environ 20 secondes de plus de chaque côté. Cela dépend si vous préférez un Roti légèrement huileux ou la version plus sèche.

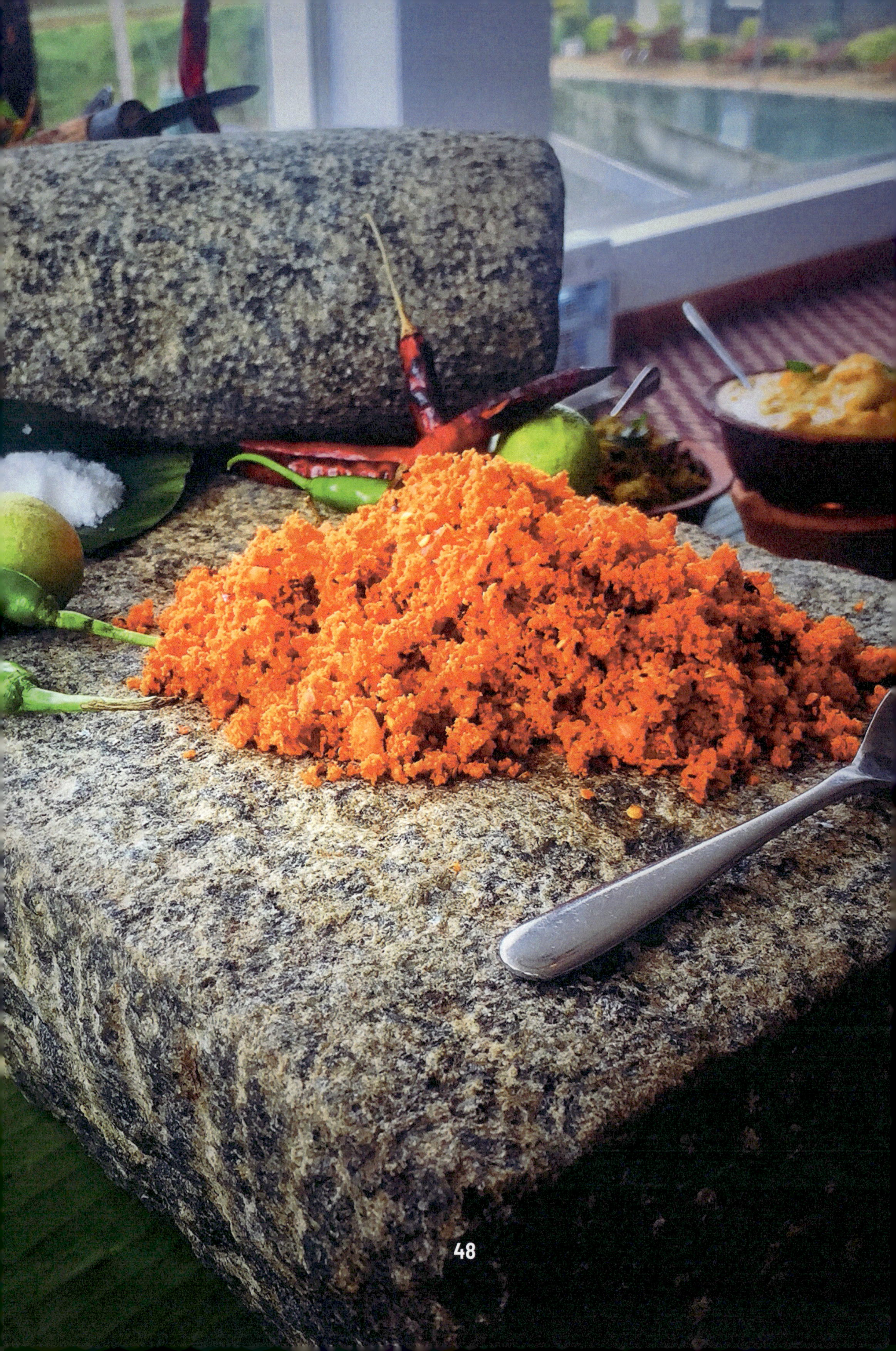

Sambol à la noix de coco

(MOYEN CHAUD)

L'un de mes accompagnements préférés à un repas au curry est un sambol de noix de coco fraîche. Il ajoute une riche saveur de noix de coco avec un subtil arrière-goût de citron vert et peut être très bien conservé au réfrigérateur ou au congélateur pour un plaisir continu.

1 tasse de noix de coco râpée ou desséchée
1 petit oignon rouge - finement haché
2 piments rouges ou verts frais - épépinés et finement hachés
3 cuillères à soupe de jus de citron vert ou de citron frais
2 à 3 cuillères à soupe de paprika pour la couleur
1 à 2 cuillères à café de poudre de piment (au goût)
1 cuillère à café de sel

le choix masc - Ajouter 2 cuillères à café de poisson des Maldives

Dans un grand bol à mélanger, mélanger tous les ingrédients, ajouter deux cuillères à soupe d'eau juste bouillie et mélanger vigoureusement tous les ingrédients pour que la noix de coco soit bien humidifiée. Les goûts diffèrent, mais j'aime toujours le mien épicé avec un arrière-goût frais de citron vert.

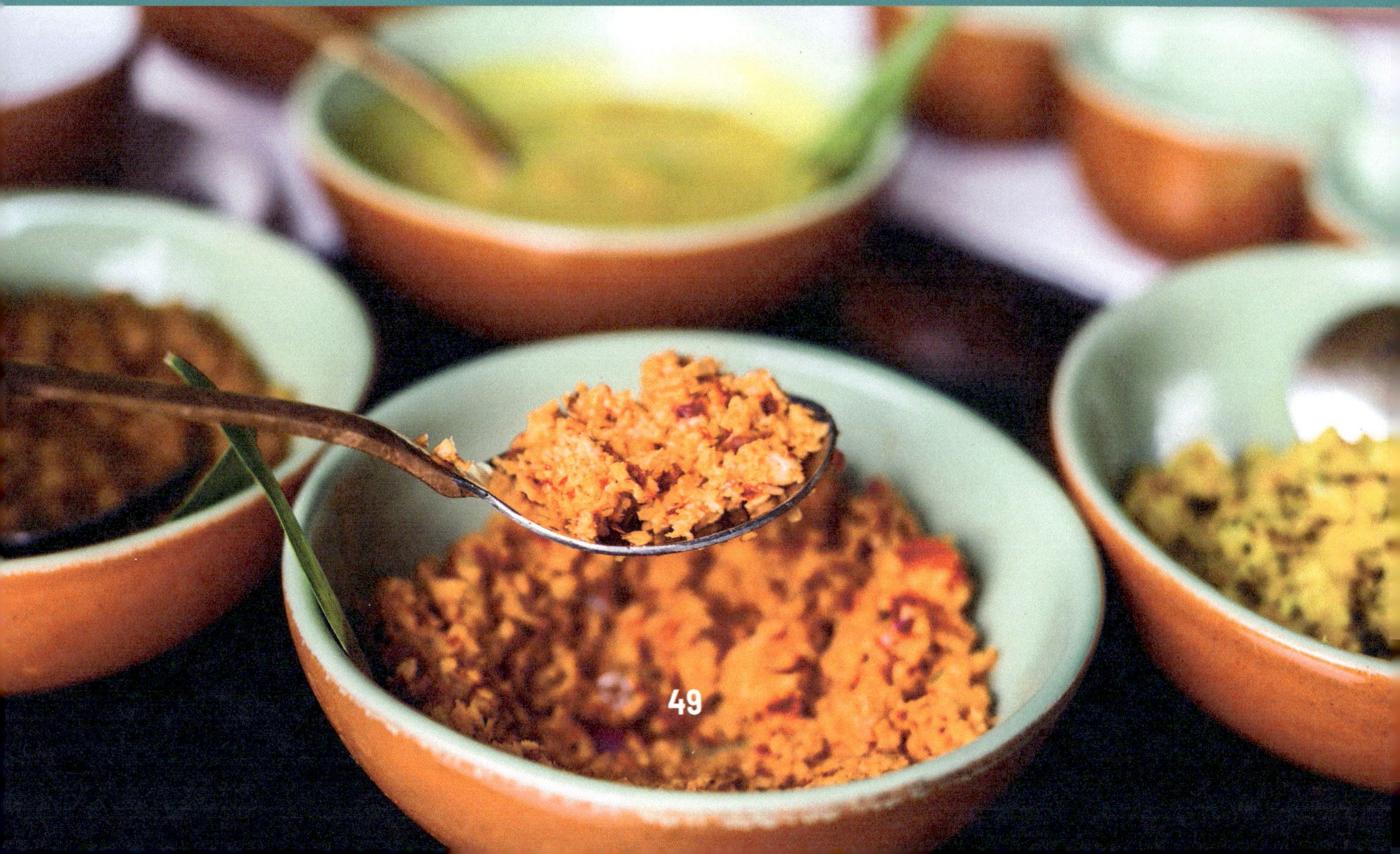

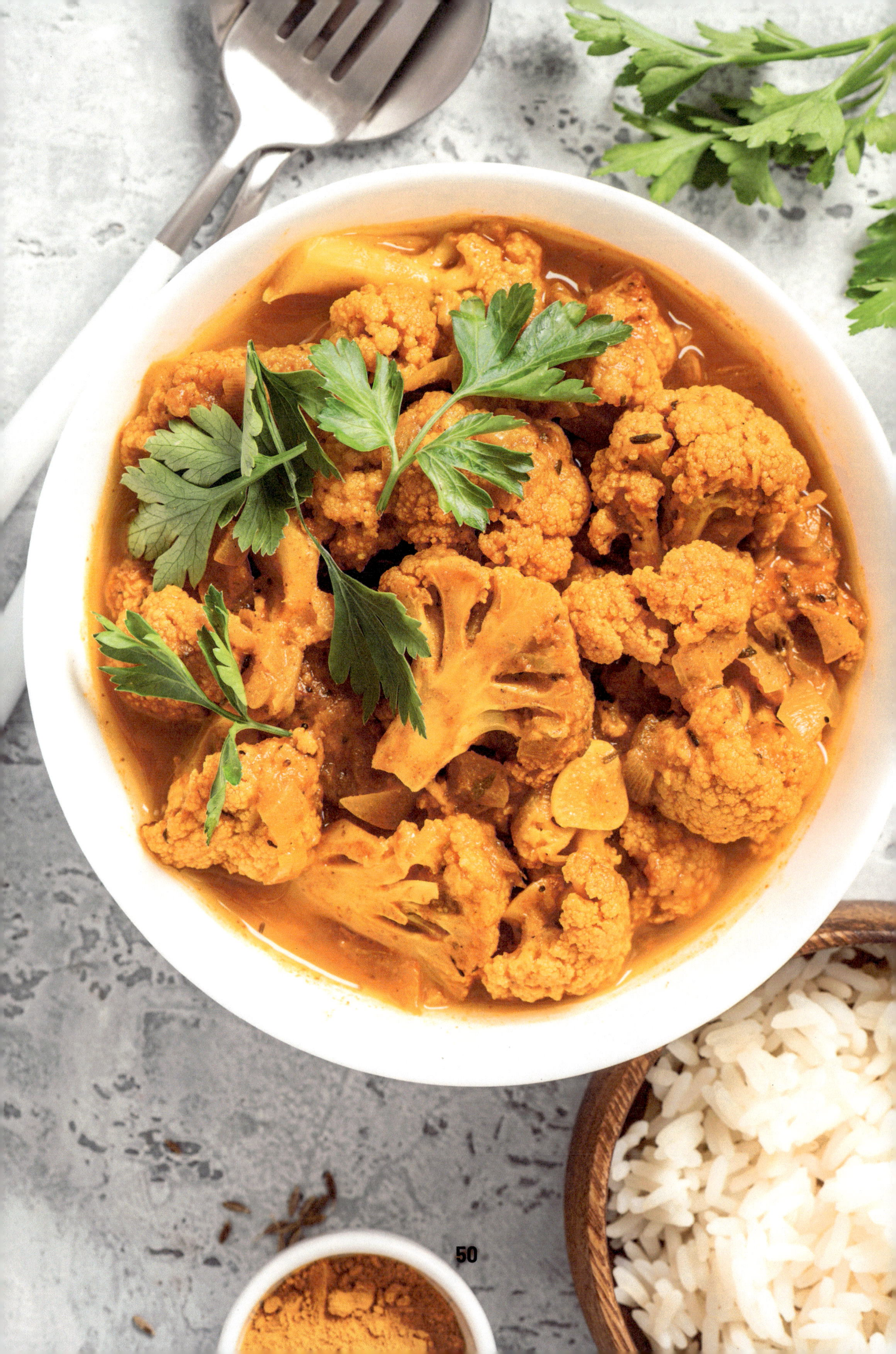

Chou-fleur croustillant au curcuma

(BÉNIN)

Le chou-fleur croustillant au curcuma est un accompagnement agréable et épicé mais savoureux à votre repas au curry. Il est meilleur comme plat doux, mais peut facilement être réchauffé avec un petit changement d'ingrédients pour quelque chose d'un peu plus piquant.

100 g (¼ tasse) d'huile d'olive ou de ghee (beurre clarifié)
1 grosse tête de chou-fleur - coupée en fleurons
1 cuillère à soupe de curcuma – moulu
1 cuillère à café de paprika moulu (doux ou piquant)
1 cuillère à café de graines de cumin moulues (fraîches)
1 cuillère à café de sel marin ½ cuillère à café de poivre noir moulu

Portez à ébullition une grande casserole d'eau et ajoutez les fleurons de chou-fleur. Cuire environ cinq minutes, retirer et bien égoutter. Séchez délicatement les fleurons sur une serviette en papier et placez-les dans un grand bol à mélanger pour les laisser refroidir.

Mettez séparément le ghee (huile d'olive ou beurre fondu si indisponible) dans une grande poêle à feu moyen. Saupoudrer les fleurons de chou-fleur avec le mélange sec de curcuma, de paprika, de cumin, de sel et de poivre, et remuer ou bien mélanger.

Ajoutez le mélange dans la poêle chaude et faites frire peu profondément pendant environ cinq minutes. Remuer délicatement pour ne pas trop casser les fleurons. Servir avec une noisette de yaourt sur le côté de l'assiette.

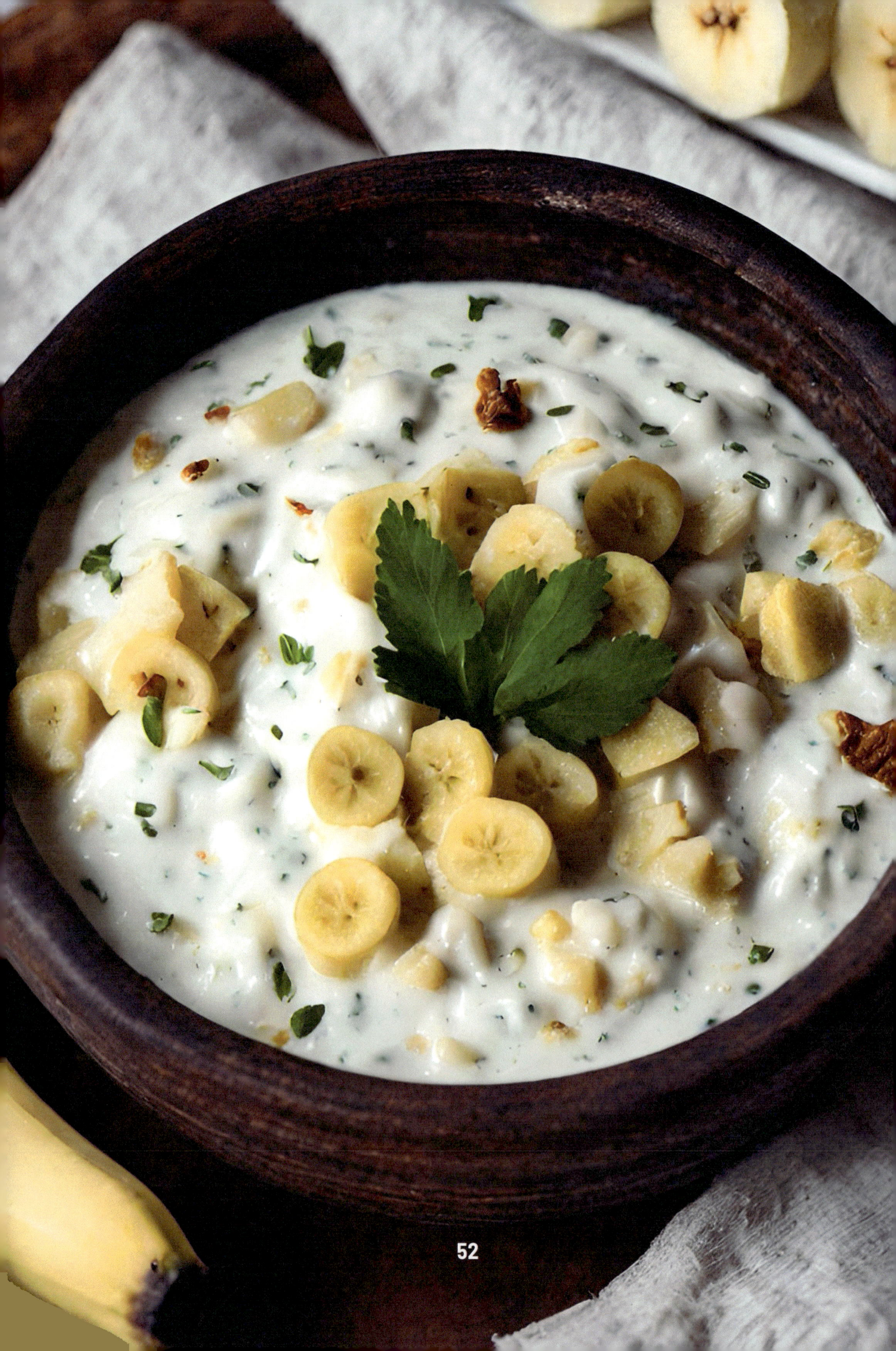

Raïta à la banane

Un bon accompagnement rafraîchissant pour mes plats au curry est une raita de banane fraîche, généralement préparée avec du caillé de Buffalo au Sri Lanka ou du yaourt nature/grec pour le reste d'entre nous.

2-3 grosses bananes mûres
1 tasse de yaourt nature ou grec (légèrement plus épais car plus de lactosérum est éliminé)
3 cuillères à soupe de noix de coco desséchée (humidifiée avec de l'eau chaude)
1 cuillère à soupe de jus de citron ½ cuillère à café de sel ½ cuillère à café de graines de cumin - grillées
2 cuillères à café de sucre (facultatif)

Tranchez toutes les bananes et arrosez de jus de citron. Mélangez séparément le yaourt et les autres ingrédients jusqu'à ce qu'ils soient bien humidifiés, puis ajoutez le mélange de bananes.

Couvrir et réfrigérer pour une utilisation ultérieure.

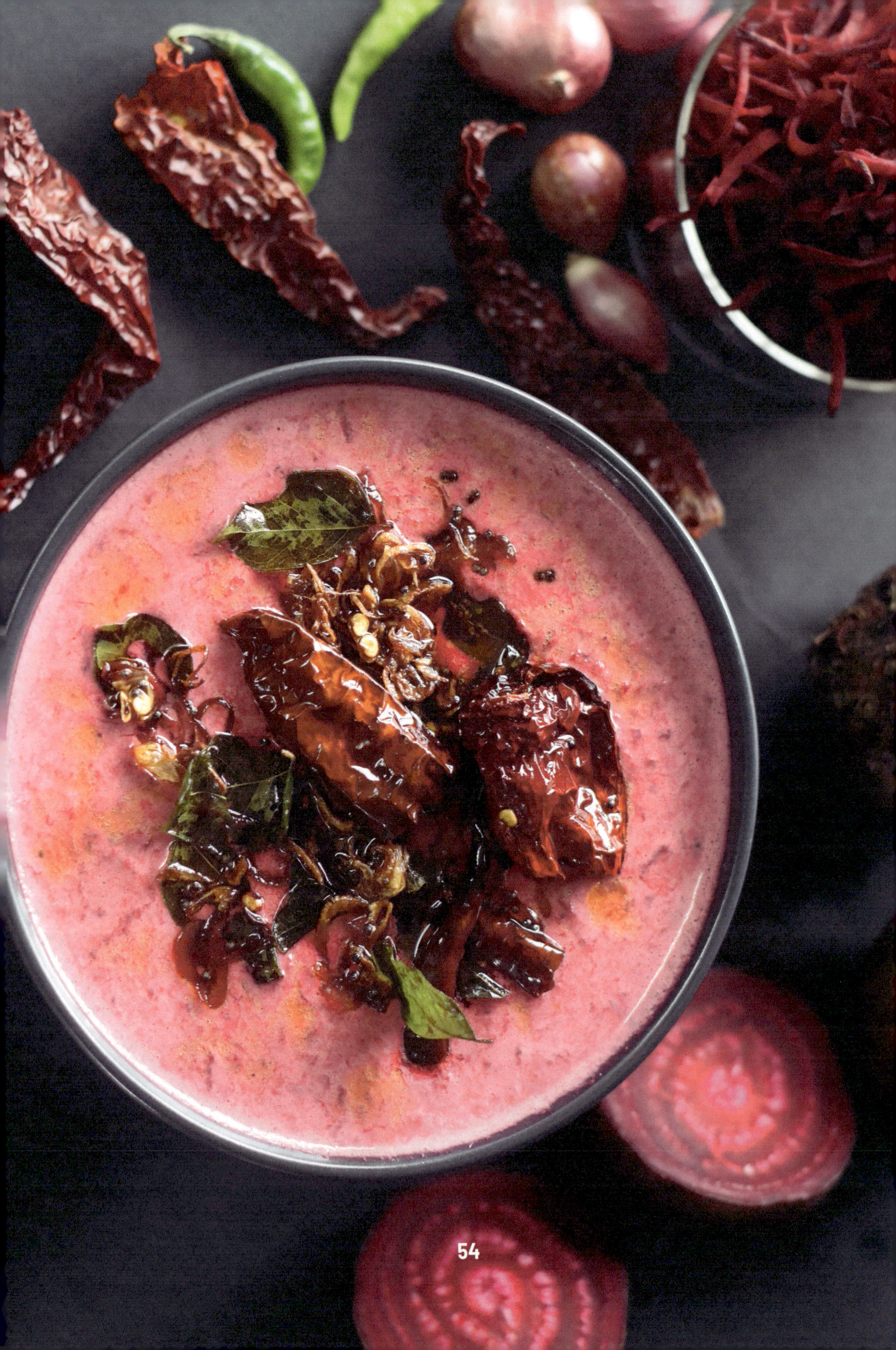

Raïta de betterave

Une autre variante populaire chez moi de la raita à la banane est une simple raita à la betterave. Rapide et facile à préparer et avec des ingrédients normalement disponibles dans la plupart des maisons.

1 tasse de betterave en conserve – hachée grossièrement
1 tasse de yaourt nature ou grec Une pincée de sel au goût

Mélangez tous les ingrédients, y compris le jus de la boîte de betterave. Salez au goût, puis couvrez et réfrigérez pour plus tard.

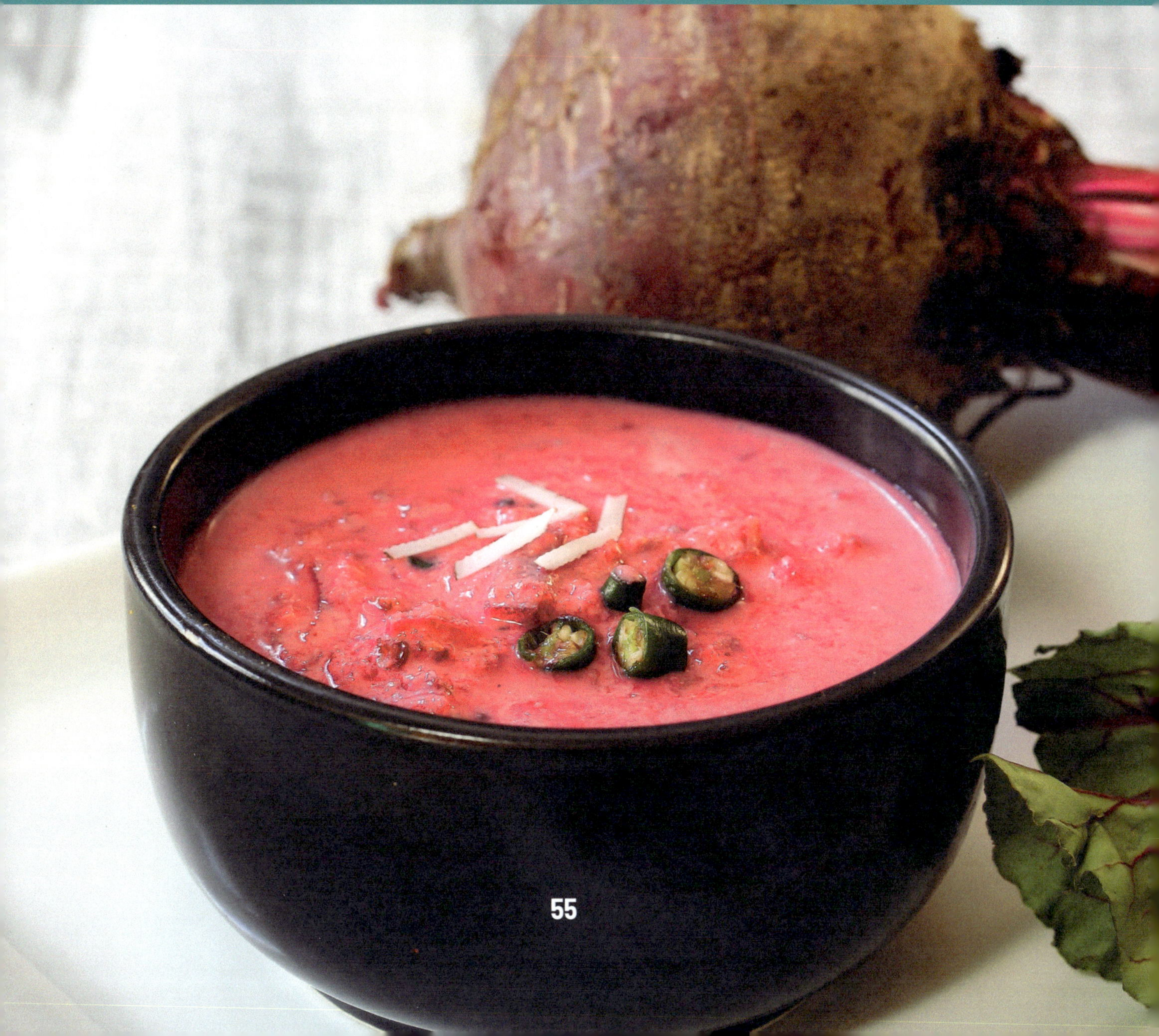

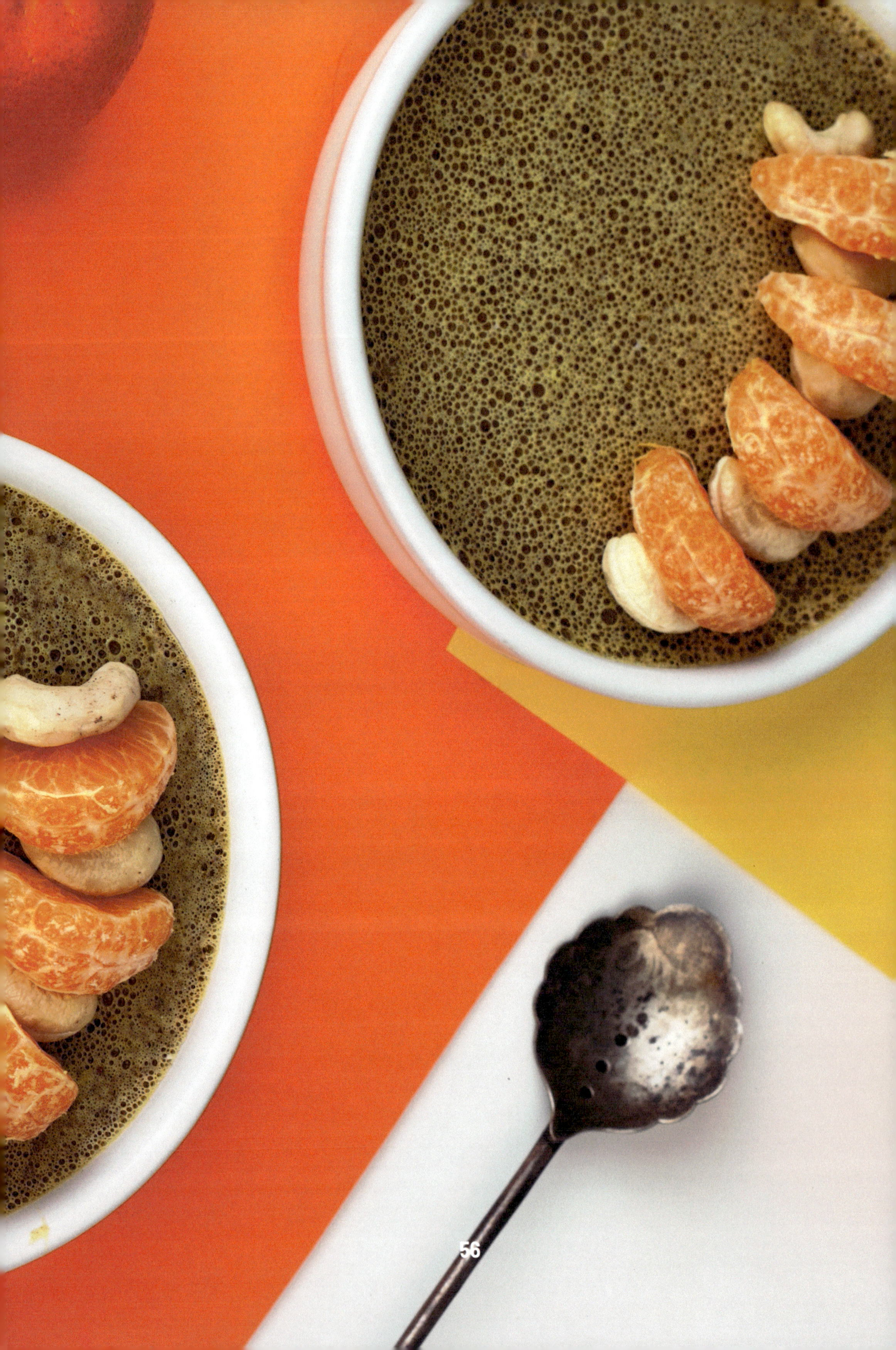

Dessert sri lankais Watalappam

(DOUX)

Un dessert à la crème facile à préparer qui est mon plaisir préféré après le dîner et ma faiblesse de toute une vie.

400 g (14 oz) de jaggery à la noix de coco (Kithul Jaggery) -
râpé ½ tasse de noix de coco desséchée non sucrée ¾ tasse d'eau tiède
6 gros œufs
1 cuillère à café d'extrait de vanille ½ cuillère à café de poudre de cardamome
2 cuillères à soupe de noix de cajou hachées – pour garnir

Mettez le jaggery râpé dans une casserole et faites chauffer doucement avec l'eau tiède et la noix de coco desséchée. Remuer jusqu'à ce que le jaggery soit complètement dissous, puis retirer du feu et laisser refroidir pendant environ 15 minutes.

Battez les œufs jusqu'à ce qu'ils soient légers et crémeux, puis ajoutez la vanille et la poudre de cardamome. Mélangez les deux mélanges dans un cuiseur vapeur ou un bol fumant ou encore dans un grand bol en verre placé dans un plateau rempli d'eau.

Cuire à feu moyen-vif pendant environ 45 minutes jusqu'à ce que le dessert watalappam soit bien cuit. Utilisez un couteau ou une spatule pour vérifier la fermeté du milieu; s'il est encore cru, faites cuire encore 15 minutes.

Saupoudrer le dessus de la garniture de noix de cajou hachées et laisser refroidir. Réfrigérez jusqu'à refroidissement et le watalappam est prêt pour votre dîner après le curry.

Ce dessert crée une forte dépendance, alors ne dites pas que je ne vous ai pas prévenu.

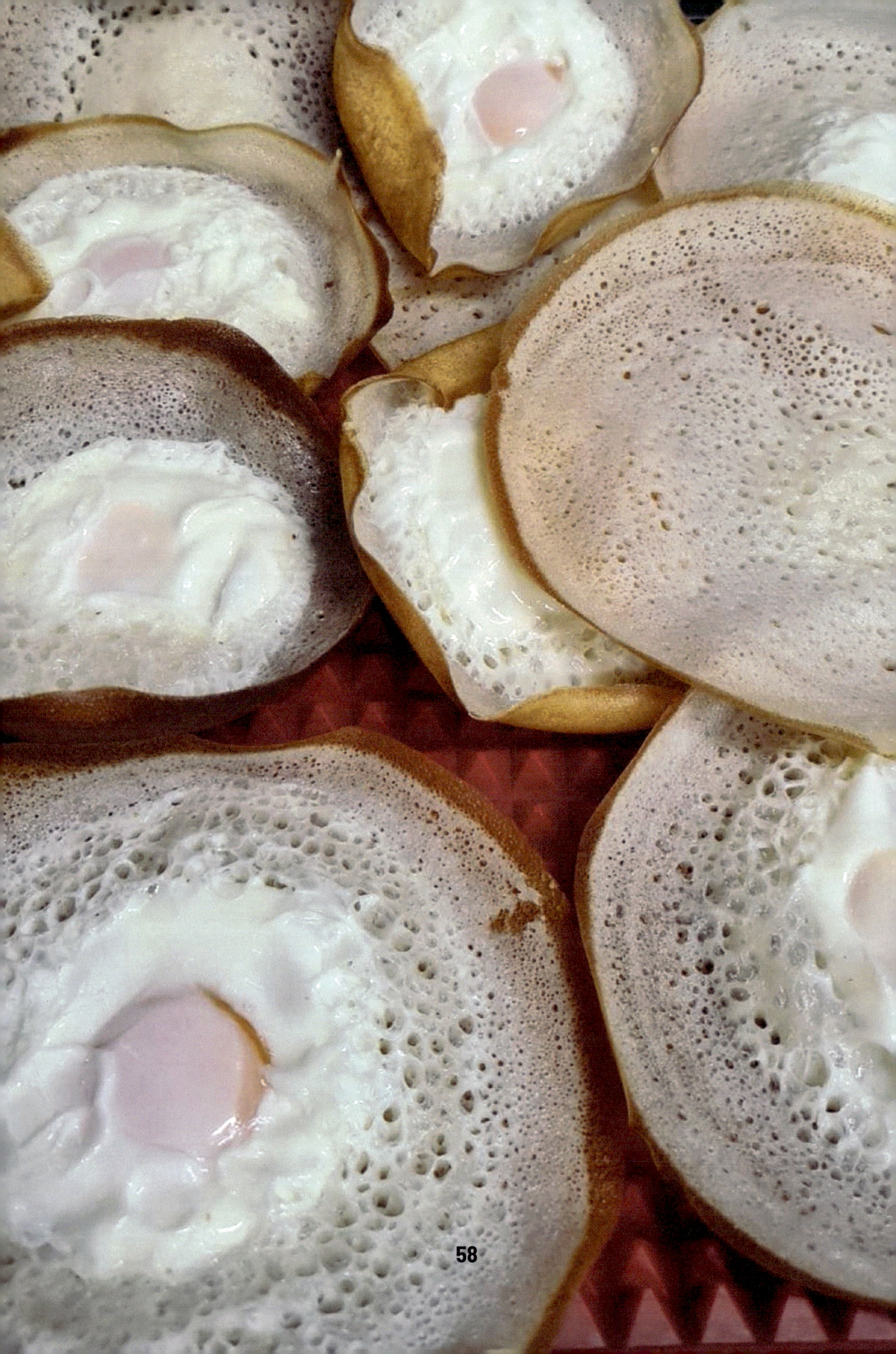

Made in the USA
Monee, IL
05 November 2026

67380477R00036